I0493079

ERRORI
DI RAGIONAMENTO
IN MEDICINA

sapere dove la nostra mente sbaglia per gestirla

I quaderni dell'empowerment

di Adele Bianchi, Parisio Di Giovanni

really new minds

Titolo: Errori di ragionamento in medicina
Sapere dove la nostra mente sbaglia per gestirla

Autori: Adele Bianchi, Parisio Di Giovanni

Copertina: Adele Bianchi

© 2016 Parisio Di Giovanni
tutti i diritti riservati

ISBN-13: 978-1533457165

ISBN-10: 1533457166

— Really New Minds —————————————————————

Really New Minds è uno spin-off universitario. Prende le mosse dalla ricerca sulle nuove esigenze formative e organizzative legate alle sfide che i cambiamenti del mondo di oggi portano con sé. Sulla base di queste ricerche mira a sviluppare applicazioni di vario tipo e in vari campi, dall'uso dei media e delle nuove tecnologie alla gestione aziendale, all'istruzione, alla formazione degli adulti, alla sanità.

Prefazione

La medicina attuale è molto tecnica. Si avvale di numerosi e sofisticati strumenti e di complesse organizzazioni. Ha alle spalle una scienza, che fornisce evidenze e raccomandazioni su come agire. Tutto questo può far nascere negli operatori e negli utenti della sanità un equivoco: che davvero sia possibile fare diagnosi e terapia applicando meccanicamente regole e seguendo programmi stabiliti (routine, prassi, linee guida, protocolli, ecc.), senza che le persone mettano in gioco la propria intelligenza e ragionino per analizzare i problemi e operare le scelte del caso.

Che si possa fare a meno dei ragionamenti individuali è un grossolano fraintendimento della realtà e a volte diventa un'illusione consolatoria. Regole e procedure, specie quando basate su evidenze scientifiche, sono sicuramente importanti, ma non possono sostituire l'individuo che pensa. Valgono per categorie di casi o per casi prototipici, mentre noi siamo chiamati ogni volta a ragionare su questo caso e su questa vita personale, con tutto ciò che hanno di contingente. L'avventura delle intelligenze artificiali ci ha impartito a riguardo una lezione esemplare. I sistemi esperti di medicina maneggiano perfettamente (sicuramente meglio dei migliori specialisti) il sapere tecnico-scientifico, ma, da soli, non potrebbero mai curare qualcuno. Non sanno calare il sapere astratto nelle situazioni concrete e perciò non riescono a prendere caso per caso le decisioni sagge che occorrono.

C'è almeno un'altra ragione per cui i ragionamenti individuali restano un pilastro della pratica clinica. La scienza e le sue applicazioni non vanno mitizzate. Pensare che possano darci sistematicamente risposte sicure agli interrogativi clinici è ingenuo. In molti casi siamo oggettivamente nell'incertezza e siamo chiamati a ragionare per scegliere la via più razionale.

L'illusione che la medicina sia mera pratica tecnica può essere consolatoria: l'operatore sanitario sente di avere alle spalle certezze e anche l'utente si sente meglio a credere in certezze cui affidarsi. La realtà però è che in medicina a ogni passo occorre che persone decidano ragionando.

Non appena prendiamo (o riprendiamo) coscienza del ruolo cruciale che ha in medicina il ragionamento individuale, ci troviamo a fare i conti con il problema delle capacità di ragionare della nostra mente. Questa è uno strumento meraviglioso, un vero capolavoro della natura, ma è tutt'altro che infallibile.

Quando ragioniamo la nostra mente commette abitualmente errori logici, per cui spesso sbagliamo modo di pensare e conclusioni cui arriviamo. Sono errori dovuti in parte ai nostri limiti. In parte però si spiegano perché quella umana è una mente sociale, fatta per cavarsela in mezzo agli altri, e per questo scopo certi modi di pensare non logici sono in genere vantaggiosi. Se però dobbiamo essere obiettivi, come accade quando siamo alle prese con un problema medico, non possiamo permetterci di commettere errori di ragionamento.

Per fortuna i nostri errori di ragionamento sono sistematici, si ripetono, sempre gli stessi nelle stesse situazioni. Se siamo consapevoli di come funziona la nostra mente, se abbiamo ben chiaro che tende a sbagliare e conosciamo gli errori che tipicamente commette, possiamo imparare a gestirla e sbagliare meno.

Ai nostri comuni errori di ragionamento sono soggetti anche i medici, non solo i profani. Gli uni e gli altri devono imparare a conoscerli e gestirli per affrontare con maggiore obiettività i problemi e le scelte cliniche.

Il libro analizza la questione della razionalità umana, partendo da una domanda che si sono posti i filosofi e attorno alla quale ha lavorato la ricerca scientifica degli ultimi decenni: siamo logici? Passa poi in rassegna sistematicamente i comuni errori della nostra mente e per ognuno mostra come può interferire con i ragionamenti e le decisioni in medicina. Conclude con avvertimenti e suggerimenti su come gestire la mente quando si è alle prese con problemi di diagnosi e cura delle malattie.

gli Autori

Indice

Siamo logici?

2   4   6...

La serie è costruita secondo una regola.
Quale?
Ipotizziamola e proviamo a verificarla
pensando altre sequenze di tre numeri
e chiedendoci se siano conformi alla regola.

Una questione importante

Fin dall'antichità i filosofi si sono chiesti se gli esseri umani siano logici. Non meraviglia, se solo pensiamo a quanto sia importante esplorare questo lato della natura umana in morale, in politica o nella teoria della conoscenza, oltre che in logica.

Interrogarsi sulla razionalità umana è di grande interesse in economia e in altre scienze sociali. Per spiegare l'andamento dei mercati gli economisti abitualmente partono dal presupposto che produttori e consumatori si comportino razionalmente. Analogamente gli scienziati della politica analizzano in termini razionali i comportamenti di politici, elettori, governi e altri attori. Queste analisi si avvalgono generalmente di uno strumento tecnico: la *teoria della scelta razionale,*[1] stando alla quale nei processi decisionali le persone si comportano in modo da massimizzare l'utile atteso in ragione delle proprie preferenze, cioè da ottenere il maggior beneficio possibile visto ciò che desiderano per sé e viste le previsioni che si possono fare circa gli effetti delle scelte.

E in medicina sapere se gli uomini sono razionali è importante? Senz'altro sì. Da un lato c'è il medico alle prese con decisioni diagnostiche, terapeutiche e prognostiche, che vanno prese razionalmente tenendo presente la situazione e il sapere scientifico. Dall'altro anche il paziente, specialmente nella medicina di oggi, in cui vige il consenso informato, è chiamato a decidere se aderire o meno alle opzioni che il medico propone. Le sue scelte acquistano particolare rilievo se si prospettano rischi o altre conseguenze rilevanti, come quando si tratta di decidere se sottoporsi a un esame invasivo o a un intervento chirurgico o di scegliere se ricoverarsi o avvalersi dell'assistenza domiciliare, se insistere a curarsi o rinunciare alle cure. Anche dal paziente ci si aspetta che decida razionalmente, avendo chiara la situazione e ciò che ritiene meglio per sé. I problemi etici vengono spesso impostati (valga per tutti il caso dell'eutanasia) partendo dal presupposto dell'autodeterminazione di un paziente razionale.

Sembrerebbe che abbiamo dunque due decisori in rapporto tra loro e interdipendenti, entrambi chiamati a scegliere razionalmente, pena l'errore o l'insoddisfazione o l'esercizio difettoso dei diritti umani. Un conto però è che si tratti di esseri naturalmente razionali, altro che siano esseri naturalmente non razionali.

Se l'uomo è per natura razionale, tutto ciò che il medico deve fare per decidere bene ed evitare gli errori è conoscere la medicina, avere esperienza clinica e mettere impegno nel suo lavoro. L'errore sarà dovuto a incompetenza o negligenza del singolo.[2] Se però l'uomo non è per natura razionale, l'errore può essere dovuto anche ai limiti della mente umana e può verificarsi anche se il medico è competente e si impegna a dovere. Per decidere bene sarebbe necessario trovare il modo di trascendere la natura umana: il medico dovrebbe riuscire a gestire la propria mente portandola a fornire prestazioni inusuali, trasformandola in qualche modo da strumento inadeguato in strumento adeguato. La formazione professionale e le istituzioni sanitarie dovrebbero supportarlo in questo sforzo.

Considerazioni analoghe valgono per il paziente. Se è capace naturalmente di scegliere secondo ragione, è sufficiente che sia bene informato sulla situazione. Diversamente va anche supportato nella gestione delle proprie attività mentali, messo nelle migliori condizioni per decidere intelligentemente.

Come stanno le cose?

Due modi di intendere la domanda. È merito della speculazione filosofica aver chiarito che la domanda "siamo logici?" può essere intesa in due sensi diversi. Ci si può chiedere se abbiamo buone prestazioni logiche, cioè se otteniamo buoni risultati nei compiti razionali, a prescindere da come li otteniamo, oppure se seguiamo procedure logiche. Nulla vieta infatti che le persone nei ragionamenti arrivino a conclusioni giuste, come quelle cui si perviene grazie all'arte di ragionare messa a punto dalla tradizione logica, seguendo però vie alternative. Entrambi gli interrogativi riguardano la natura della mente umana: ci si chiede se questa, per sua indole, lasciata a sé, priva degli strumenti artificiali della logica, sia una macchina razionale o meno. Il primo però si concentra sugli output della macchina mentale, il secondo sui processi che portano a quei prodotti.

Come hanno risposto filosofia e ricerca scientifica. I filosofi si sono divisi sulla questione delle procedure adottate dalla nostra mente,[3] ma sono stati concordi nel sostenere che la mente umana è una macchina logica difettosa. Lo dimostrano chiaramente le fallacie, gli errori sistematici che le persone commettono continuamente e che per il logico sono esempi istruttivi di ragionamento scorretto. La ricerca scientifica è arrivata a conclusioni in gran parte simili. A partire dalla seconda metà del Novecento molti lavori empirici hanno messo in evidenza che siamo logici difettosi e che commettiamo errori sistematici. D'altra parte gli studi sulle procedure adottate nei ragionamenti sembrano indicare che la nostra mente disponga sia di procedimenti concreti non logici, sia di procedimenti astratti di tipo logico e segua gli uni o gli altri a seconda dei casi. Si direbbe che i filosofi, tutto sommato, abbiano avuto ragione a dividersi su questo punto.

Le cose però non sono così semplici. Dalle ricerche scientifiche emergono fatti che complicano il quadro e rendono difficile fornire risposte secche alle domande sulla razionalità umana.

Quel che può insegnarci il test di Wason

Cimentiamoci con il test. Wason (1966), psicologo e logico inglese, ha costruito un semplice test, che, diffusamente somministrato, dimostra chiaramente che non siamo buone macchine logiche. Abbiamo quattro carte di cui vediamo solo un lato. Due hanno lettere dell'alfabeto (una vocale e una consonante) e due numeri (un pari e un dispari). Ci si chiede di stabilire se è vera o falsa la regola scritta sopra andando a controllare che cosa c'è sull'altro lato delle carte. C'è però una limitazione: possiamo girarne solo due. Del resto non avere accesso a tutta l'informazione possibile è la condizione abituale in cui ci troviamo quando siamo alle prese con i problemi che si incontrano nell'esperienza e cerchiamo di sapere come stanno le cose. È così anche nella pratica medica: difficilmente possiamo avere tutte le informazioni utili per individuare una diagnosi, una prognosi, una terapia.

Se una carta ha una vocale su un lato, sull'altro ha un numero pari

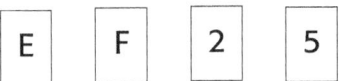

Dobbiamo cercare di verificare la regola scritta sopra.
Possiamo girare solo due carte. Quali scegliamo?

Se ci siamo già cimentati col test di Wason e conosciamo la soluzione, ci sembrerà tutto ovvio. Altrimenti, se è la prima volta, quasi certamente sbaglieremo. Abitualmente solo il 5% delle persone risponde correttamente (Wason e Johnson-Laird, 1972). La maggior parte sceglie di girare E e 2 o, più raramente, dà altre risposte errate, come girare solo la E o includere nella scelta la F. Non dobbiamo meravigliarci della nostra incapacità: riflette limiti della mente umana, tant'è che persino logici di mestiere inizialmente hanno dato risposte errate. La risposta esatta è scegliere di girare E e 5.

Perché è logico scegliere E e 5. Cerchiamo di capire come mai le strategie comunemente usate sono errate, mentre è giusto orientarsi su E e 5. Può aiutarci la Tabella nella pagina seguente. Girare la F non porta a nulla, giacché la regola non dice nulla riguardo alle consonanti: dietro una vocale dev'esserci un numero pari, ma di quel che c'è dietro una consonante non ci importa. Scoprire la E è corretto. Se dall'altra parte c'è un numero pari, abbiamo una conferma della regola. Se c'è un numero dispari – fatto

Carta girata	Simbolo sul retro	Risultato
E	numero dispari problema risolto	regola falsificata
E	numero pari	regola confermata
F	numero dispari	irrilevante*
F	numero pari	irrilevante*
2	vocale	regola confermata
2	consonante	irrilevante*
5	vocale problema risolto	regola falsificata
5	consonante	irrilevante*

* La regola non dice nulla riguardo alle consonanti, né dice che la presenza di un numero pari da un lato richiede la vocale dall'altro (dietro la vocale deve esserci il pari, ma nulla vieta che ci siano numeri pari accoppiati a consonanti).

Le scelte nel test di Wason

Scegliere E e 5 significa fare le due mosse vincenti: ognuna può da sola risolvere il problema (se abbiamo una smentita) e tutte e due lo risolvono sicuramente (con due conferme senza possibilità ulteriori di smentita). Le altre scelte o non portano a nulla o ci danno conferme che però lasciano aperta la possibilità di smentite.

interessante – siamo fortunati: la regola viene smentita e il problema è risolto senza bisogno di controllare altre carte. Non ha senso però limitarsi a girare la E: se la fortuna non ci aiuta, se dietro non c'è un numero dispari, potremmo avere una conferma e la regola essere lo stesso falsa, perché sotto un'altra carta si annida una smentita. Ma perché è sbagliato anche girare E e 2? Che cosa non va in questa che è la scelta preferita dal grosso delle persone?

Scoprire il 2, se ci riflettiamo, è inutile. Trovare sotto una consonante è irrilevante. La regola infatti non dice "se una carta ha un numero pari su un lato, sull'altro avrà una vocale". Stando alla nostra regola dev'esserci un numero pari dietro ogni vocale, ma dietro un numero pari può esserci tanto una vocale, quanto una consonante. D'altro canto, se dietro al 2 troviamo una vocale, otteniamo una conferma della regola, che può andare a sommarsi all'eventuale conferma ottenuta girando la E. Tuttavia il problema resta insoluto: il 5 infatti potrebbe riservarci una smentita.

Siamo arrivati così a capire come mai la soluzione è girare E e 5. Se dietro il 5 troviamo una consonante, la cosa è irrilevante. Siccome però quel che c'è sotto la F è certamente irrilevante e quel che c'è sotto il 2 può al più confermare, non smentire, la regola, possiamo tranquillamente basarci su ciò che abbiamo trovato dietro la E: la regola sarà vera o falsa a seconda che dietro la E ci sia una vocale o una consonante. Se invece dietro il 5 c'è una vocale, otteniamo una smentita, che dimostra la falsità della regola, a prescindere da quel che abbiamo trovato sotto la E: basta infatti una sola smentita per dichiarare falsa una regola. Per lo meno questo vale per le regole come quella in questione, cioè per le regole deterministiche, le regole che, diversamente dalle probabilistiche, pretendono di applicarsi a tutti i casi esistenti, non a una quota, per quanto significativa, di essi.

Un difetto logico svelato dal test di Wason: tendere alla conferma. Probabilmente sono più d'uno i motivi per cui le persone generalmente sbagliano il test di Wason.[4] Il più importante, o per lo meno il più interessante, è quello individuato originariamente da Wason: la *tendenza alla conferma*. Quando abbiamo in mente un'ipotesi, per stabilire se è vera andiamo alla ricerca delle prove a favore, anziché di quelle contrarie. Si tratta di una nostra tendenza sistematica, di un modo di procedere abituale, strutturale, della nostra mente. Può aiutarci a rendercene conto un altro test ideato da Wason (1960), che simula un ragionamento adoperato in scienza e nel senso comune per ricavare generalizzazioni dall'osservazione di casi particolari, noto nella tradizione logica come *induzione per enumerazione*. Abbiamo davanti la sequenza di numeri *2, 4, 6*. Ci viene detto che è stata costruita secondo una regola che sta a noi scoprire. Per farlo possiamo ipotizzare una regola e produrre sequenze test: altre sequenze di tre numeri da sottoporre all'esaminatore che ci dirà se sono conformi o meno alla regola. Anche se non abbiamo l'esaminatore davanti, proviamo a cimentarci col test. Quasi certamente produrremo una sequenza test che ci fa ottenere feedback di conferma alla regola ipotizzata. Ad esempio, se immaginiamo che la sequenza sia formata da numeri pari crescenti di due in due, la sequenza test potrà essere 8, 10, 12. Difficilmente penseremo a sequenze tese a smentire la nostra ipotesi: ad esempio di numeri dispari o crescenti di un'unità o crescenti senza una ragione o decrescenti.

La tendenza alla conferma è un modo di procedere sistematico della nostra mente che sul piano razionale è erroneo. Logicamente infatti, formulata un'ipotesi, la strada migliore è andare alla ricerca di prove capaci di falsificarla, giacché una smentita (lo abbiamo appena visto ragionando sul test delle quattro carte) vale più di molte conferme. In filosofia della scienza il principio di cercare le smentite si è affermato con chiarezza nel corso del XX secolo. Su di esso si impernia il *falsificazionismo*, la concezione epistemologica del filosofo viennese Popper (1959), stando alla quale in scienza bisognerebbe tendere a mettere continuamente in discussione le teorie, partendo dall'idea che più reggono ai tentativi di falsificarle, più sono "vere", nel senso di scientificamente fondate.

Risvolti vantaggiosi di un difetto logico. Tendere alla conferma esprime senz'altro un difetto logico della nostra mente. Ma fino a che punto rappresenta un problema per noi? Il semplice fatto che sia sistematica, quindi legata alla struttura funzionale della mente, suggerisce che questa tendenza non debba essere poi tanto problematica. La nostra mente è infatti un buono strumento di adattamento all'ambiente e sopravvivenza. Se certi suoi modi di operare non fossero stati utili, nel corso dell'evoluzione sarebbero stati soppiantati.

Per noi, finché si può, è preferibile andare alla ricerca di conferme piuttosto che di smentite, in quanto le conferme ci gratificano e consolidano il nostro sé (Klayman e Ha, 1987). Se una nostra convinzione risulta provata, indirettamente riceviamo una conferma noi. È per questo che anche gli scienziati, a dispetto delle teorie di Popper, quando hanno formulato un'ipotesi cercano prove a sostegno: sperano di vedere provata la propria amata ipotesi, frutto di tanta fatica e a cui è legato il proprio nome nella comunità scientifica. È così anche se dietro non c'è tanto lavoro, come nel caso del test del *2, 4, 6*: il fatto stesso di avere indovinato è gratificante, visto che dimostra a noi e agli altri che siamo capaci. Del resto riflettiamo: quando abbiamo formulato una diagnosi o una prognosi desideriamo che i fatti la smentiscano o che la confermino? Può darsi che, qualora i risvolti per la salute siano gravi, per il bene del paziente siamo contenti di vedere smentita la nostra ipotesi. Tuttavia per noi, ai fini della nostra identità professionale, è preferibile vederla confermata. La tendenza alla conferma è legata al bisogno di mantenere un'adeguata autostima e di contare su un'adeguata stima degli altri significativi del nostro ambiente sociale, delle persone che contano per la nostra vita, la nostra carriera, il nostro successo.

D'altra parte dobbiamo tener presente che a noi abitualmente non serve la verità: ci basta disporre di conoscenze che per le nostre esigenze funzionano, vere o false che siano. Procedendo per smentite abbiamo più probabilità di arrivare a capire come stanno effettivamente le cose. Per regolarci in modo da star bene nella vita di tutti i giorni può bastare però procedere per conferme: non arriviamo a formarci una rappresentazione esatta della realtà, ma ci diamo comunque delle regole utili per i nostri fini e ci risparmiamo la fatica di dover rivedere continuamente le nostre idee.

Prendiamo una regola applicabile nella vita di tutti i giorni: se il cielo è nuvoloso, pioverà. Procedendo per conferme possiamo farci l'idea che sia vera, mentre procedendo per smentite arriveremo a fare fini distinzioni tra tipi di nuvole, condizioni di vento e altri fattori. Avremo una visione più rispondente al vero, da uomo di mare. Ma a che ci serve nella nostra vita cittadina? Per non bagnarci tutto quello che dobbiamo fare è portarci un ombrello, magari pieghevole, da borsa. La regola è sbagliata, non sempre le nuvole portano pioggia, ma a noi va bene fare come se fosse vera e risparmiarci tante indagini. Sono molti i casi analoghi nella pratica medica. Ad esempio, la regola che il paziente sotto osservazione va tenuto in infusione lenta di liquidi è funzionale, sebbene non rispondente al vero: con un atto poco costoso e innocuo ci risparmiamo di stabilire caso per caso se servirà una terapia iniettiva ed evitiamo il rischio di farci trovare impreparati nell'emergenza.

Quando i difetti logici ci tradiscono. Ci sono però situazioni in cui una procedura logicamente errata, come la tendenza alla conferma, smette di essere funzionale e diviene problematica. Accade in tutti quei casi in cui occorre esprimere giudizi e prendere decisioni obiettivamente, procedendo razionalmente e basandosi su una conoscenza il più possibile veritiera della realtà, come capita abitualmente nella ricerca scientifica, nelle indagini di polizia, nei processi in tribunale, nelle valutazioni scolastiche e di carriera, nella pratica medica.

Il fatto che la tendenza alla conferma sia ambivalente, che possa risultare funzionale come pure fonte di problemi, non deve meravigliare. È una contraddizione che, come vedremo più avanti, caratterizza tutte le tendenze sistematiche della nostra mente (la tendenza alla conferma è solo una). Si può spiegare pensando che la nostra è una mente sociale.[5] Diversamente dalla mente della maggior parte degli animali e analogamente a quella delle scimmie, la mente umana si è sviluppata per cavarsela nell'ambiente sociale, non nell'ambiente naturale, ed è specializzata in funzione della vita sociale. Il fatto che grazie alla tendenza alla conferma ci autogratifichiamo, sosteniamo l'autostima e la stima degli altri nei nostri confronti ha un chiaro valore adattativo nella vita sociale: stiamo bene in mezzo agli altri, accresciamo la nostra efficienza e le nostre opportunità di successo. Tuttavia nel corso dell'evoluzione culturale umana sono emerse realtà capaci di mettere in discussione la funzionalità sociale di questo meccanismo mentale che verosimilmente affonda le sue radici nell'evoluzione biologica. Scuole, tribunali, istituzioni sanitarie sono frutto dell'evoluzione culturale e generano un bisogno di razionalità e conoscenza tale per cui la ricerca della conferma finisce per divenire disfunzionale.

Automatismi non logici che portano a conclusioni logiche.
Il test di Wason ci riserva ancora qualche sorpresa.

se una persona sta bevendo birra, deve avere più di 19 anni

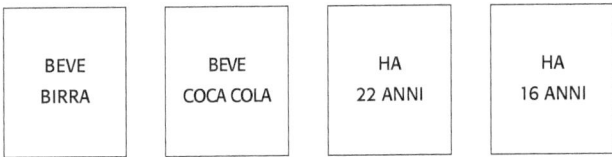

BEVE BIRRA	BEVE COCA COLA	HA 22 ANNI	HA 16 ANNI

Immaginiamo di essere un poliziotto che deve controllare se in un pub ci sono persone che bevono alcolici pur non avendo l'età per farlo. Siamo in California, dove gli alcolici non si possono servire fino a diciannove anni. Chi controlliamo? È facile rispondere "beve birra" e "ha 16 anni". Eppure si tratta sempre del test di Wason, sebbene presentato in forma diversa. Rispondere come abbiamo risposto equivale a scegliere E e 5 nella forma originale del test. La nostra buona prestazione non si deve al fatto che ci eravamo già cimentati con il test di Wason: avremmo trovato facile rispondere correttamente anche se questa versione del test ci fosse stata presentata per prima.

Questa del consumo di bevande alcoliche è una versione realistica del test di Wason elaborata da Griggs e Cox (1982). Ne sono state ideate altre, basate tutte sul principio che si chiede di controllare se viene rispettata o meno una regola della vita quotidiana. In queste versioni realistiche la percentuale di risposte corrette sale dal 5% al 60% e finanche al 90%. Come mai?

Non ci siamo attenuti al principio logico di andare alla ricerca di smentite. Se fossimo capaci di operare secondo la logica, saremmo altrettanto bravi con la forma originale del test di Wason. Più semplicemente abbiamo automaticamente adottato una strategia intuitiva di intelligenza sociale: per controllare se gli altri rispettano la regola, puntiamo sui casi di possibile violazione.[6] Si tratta di una strategia consolidata, in quanto appresa con l'esperienza o forse, come ha sostenuto Cosmides (1989), addirittura di un meccanismo ereditato dall'evoluzione: per esseri sociali come noi smascherare gli imbroglioni è vitale.

Scopriamo a questo punto che ci sono situazioni della vita sociale, abituali, non legate a speciali attività di giudizio e decisione (come la pratica medica), in cui la tendenza alla conferma ci tradisce, ma per le quali disponiamo di meccanismi alternativi altrettanto efficaci delle procedure logiche. Proviamo a riassumere: 1) tendere alla conferma abitualmente ci avvantaggia nella vita sociale, 2) ci sono situazioni speciali (è il caso della pratica medica) in cui occorre un grado maggiore di certezza e in cui tendere alla conferma costituisce un handicap da superare con il ragionamento, 3) ci sono situazioni comuni (è il caso in cui c'è da scoprire se qualcuno non fa ciò che deve) in cui, nonostante la tendenza alla conferma, ce la caviamo grazie a meccanismi intuitivi consolidati, che costituiscono una valida alternativa alle procedure logiche.

Non razionali ma capaci di razionalità

Possiamo ora dare una risposta più articolata alla domanda iniziale: siamo logici? La nostra mente di norma si avvale di procedure concrete non logiche. Queste procedure sono ambivalenti, hanno come un dritto e un rovescio: sono di grande aiuto, ma possono indurre in errore, presentano vantaggi e svantaggi. In situazioni particolari, quando non possiamo permetterci di sbagliare e occorre essere il più possibile obiettivi, sfoderiamo la capacità di essere razionali e seguiamo procedure logiche, di cui pure la nostra mente dispone, anche se comunemente non le adopera.

Procedure non logiche per cavarcela ed essere creativi. Generalmente funzionano bene per le nostre esigenze. Sono costruite per consentirci di districarci nella vita sociale, il che è per noi di estrema importanza. Hanno il pregio di essere efficienti: sono rapide e impegnano scarse risorse mentali. La loro efficienza si deve al fatto che sono frutto dell'evoluzione biologica o di un superapprendimento maturato con l'esperienza, per cui sono automatiche e intuitive. L'efficienza mentale è un requisito essenziale per chi, immerso in una vita sociale complessa, deve elaborare tante informazioni e prontamente capire le situazioni e decidere.

Hanno un'alta efficacia strumentale, cioè ci fanno pervenire a conclusioni utili per cavarcela nell'ambiente in cui viviamo, essenzialmente nella vita sociale. Di contro hanno una bassa efficacia realistica: le conclusioni cui arriviamo spesso sono false, anche se funzionano. Peraltro non va esagerata la loro bassa efficacia realistica. Alcune di queste procedure non razionali mirano proprio a farci scoprire come stanno le cose nella realtà: è il caso, ad esempio, dei meccanismi mentali che adoperiamo per svelare il mancato rispetto di una regola sociale. Certo anche quando sono realistiche lo sono in obbedienza a una logica funzionale: si cerca la verità perché in quelle circostanze serve. Si tratta in ultima analisi di programmi mentali pragmatici.

C'è un'altra ragione per cui la bassa efficacia realistica di queste procedure non va esagerata: favoriscono la creatività. Un modo in cui favoriscono la creatività è generando insoddisfazione per le soluzioni razionali disponibili: le conclusioni logiche finiscono per contrastare con le conclusioni pragmatiche non logiche, innescando una sorta di discussione dentro la mente. Siamo spinti così a cercare soluzioni nuove, di livello più alto. È poi grazie a procedure non razionali che riusciamo ad affrontare problemi in campi che ignoriamo. Quando siamo alle prese con un problema in un ambito dove non abbiamo sufficienti conoscenze, per cavarcela andiamo a ripescare modelli di altri campi che conosciamo bene e li trasferiamo al problema nuovo. La procedura è fruttuosa, tanto che è alla base di illustri scoperte scientifiche,[7] ma non è razionale ed è un tipico espediente pragmatico. Se le nostre procedure non razionali favoriscono la creatività, allora contribuiscono a farci conoscere sempre meglio la realtà. Senza di esse la conoscenza non progredirebbe verso livelli sempre maggiori di verità, nel senso comune come in scienza.

Procedure logiche per essere obiettivi. Anche se in qualche misura possono aiutare a conoscere la realtà, le procedure non razionali sono lontane dal livello di efficacia realistica delle razionali. Ci sono situazioni in cui mostrano chiaramente i loro limiti: sono tutte quelle in cui occorre ridurre al minimo il margine di errore nella definizione della realtà, cioè, come si dice, essere obiettivi. In questi casi le persone possono sfoderare la capacità di pensare secondo procedure logiche e correggere le conclusioni non razionali alla luce delle razionali. Si rivela allora un grande vantaggio possedere, accanto alle non razionali, le procedure astratte di tipo logico, che pure presentano lo svantaggio di essere poco adatte alla vita sociale, perché lente e macchinose e orientate alla verità più che alle relazioni sociali.

Cimentiamoci col test dei cavalieri e dei furfanti. Ma è certo che siamo capaci di procedure logiche? Il solo fatto che esiste la logica fa supporre che la nostra mente sia capace di ragionamento logico.

La logica è un prodotto umano e non si vede come avrebbero potuto idearla menti capaci solo di procedure non razionali. C'è da dire poi che le persone abitualmente riescono a risolvere problemi risolvibili solo mediante procedure astratte di tipo logico. Proviamo a cimentarci col test dei cavalieri e dei furfanti (Rips, 1989).

Gli abitanti di un'isola sono o cavalieri o furfanti. I cavalieri dicono sempre la verità. I furfanti mentono sempre. A dice: "B è un furfante", B dice: "A e C appartengono alla stessa categoria".

C è un cavaliere o un furfante?

Non tutti rispondono correttamente al test, ma di solito c'è un certo numero di persone che fornisce la risposta esatta: C è sicuramente un furfante. Per arrivarci dobbiamo ragionare necessariamente secondo regole astratte. Più precisamente dobbiamo fare due serie di ragionamenti condizionali, di "se…, allora", una partendo dal presupposto che A sia un cavaliere, l'altra dal presupposto che A sia un furfante.

1) Se A è un cavaliere, B è effettivamente un furfante; se B è un furfante, non è vero che A e C appartengono alla stessa categoria; se A e C non appartengono alla stessa categoria, C è un furfante.

2) Se A è un furfante, non è vero che B è un furfante; se B è un cavaliere, è vero che A e C appartengono alla stessa categoria; se A e C appartengono alla stessa categoria, C è un furfante.

Scopriamo così che in ogni caso C è un furfante.

Capire la razionalità umana: mente adattativa e mente logica

L'aver capito che i processi non logici della nostra mente sono funzionali ha cambiato negli ultimi anni le idee sulla razionalità umana. Intorno alla metà del Novecento Simon (1955), pioniere delle intelligenze artificiali e premio Nobel per l'economia, ha introdotto il principio di *razionalità limitata (bounded rationality)*. L'idea di fondo è che non seguiamo procedure razionali perché la nostra mente è limitata, sia per fattori interni (le scarse risorse mentali disponibili, la capacità di elaborazione inadeguata), sia per fattori esterni (il carico eccessivo di informazioni, la complessità dei problemi, il poco tempo a disposizione, le interferenze distraenti).

Se da un lato i limiti della nostra mente sono innegabili e giocano senza dubbio un ruolo nella razionalità umana, dall'altro la questione non può essere inquadrata semplicemente in questi termini. Sembra che l'ideale per l'uomo sia comunque e sempre avvalersi della logica. Se non lo facciamo è perché non riusciamo, ma dovremmo farlo. Le procedure non razionali appaiono un ripiego, un mezzo per cavarcela lo stesso, una prestazione imperfetta che è sempre meglio di nessuna prestazione. Senonché queste procedure non razionali sono utili per adattarci all'ambiente in cui viviamo e rendono la nostra intelligenza più vivace e dinamica di come sarebbe se fosse semplicemente legata alla razionalità. Perciò Todd e Gigerenzer (2003) hanno proposto di sostituire il concetto di razionalità limitata con quello di *razionalità ecologica*, che sottolinea il valore funzionale e adattativo dei meccanismi abituali della nostra mente.

In realtà né il concetto di razionalità limitata, né quello di razionalità ecologica descrivono in modo adeguato la nostra mente, per il semplice fatto che si concentrano sulle procedure non logiche. Noi abbiamo come due menti: una *mente adattativa*, non razionale, che adopera procedure concrete, funzionali e orientate alla vita sociale, e una *mente logica*, capace di ragionamenti formali astratti e proiettata alla verità.[8] La mente logica sembra impegnare prevalentemente l'emisfero sinistro, l'adattativa il destro. Deglin e Kinsbourne (1996) hanno visto che i pazienti che avevano subito un elettroshock dell'emisfero destro risolvevano sillogismi ricorrendo a procedure formali astratte, mentre quelli che erano stato sottoposti a elettroshock del sinistro tendevano a risolverli ricorrendo a procedure concrete. Evidentemente a seconda che prevalga l'attività di un emisfero o dell'altro emerge la mente logica o la mente adattativa. Del resto quando siamo immersi nelle attività pratiche – cosa che equivale a una sorta di elettroshock dell'emisfero sinistro – siamo meno capaci di essere logici e quando siamo immersi in studi e riflessioni astratte siamo meno capaci di strategie concrete adattative.

Sono la coesistenza e il gioco delle due menti a caratterizzare la razionalità umana. In condizioni di funzionamento ideale la nostra mente è giustamente non razionale e giustamente razionale. Le due menti sono infatti complementari: una buona soluzione astratta non vale se non calata adeguatamente nel vissuto sociale, come pure una buona soluzione concreta e socialmente accettabile non vale se non sufficientemente esatta in astratto. L'interazione tra le due menti ci assicura poi la capacità di affrontare problemi nuovi e di rivedere le soluzioni adeguandole sempre più alle sfide dell'esperienza.

IL VERO PROBLEMA DI ROBINSON CRUSOE

La nostra mente adattativa è una mente sociale, fatta per cavarsela in mezzo agli altri. Sembra assai probabile che nel corso dell'evoluzione l'intelligenza di tipo umano – quella che con una vena antropocentrica siamo tentati di considerare l'intelligenza – si sia sviluppata per la necessità di padroneggiare la complessità della vita sociale. La nostra intelligenza sarebbe frutto dell'adattamento evolutivo all'ambiente sociale e funzionale alla vita in società. Con l'avvento di società individualizzate, come quelle di primati e ancor più con le nostre, il singolo è sgravato di molti problemi di rapporto con l'ambiente naturale: non si deve arrangiare da solo o quasi come in gran parte del regno animale, né è chiamato a un'impresa collettiva eroica per fronteggiare la natura, come capita agli insetti sociali. Ora però è alle prese con i problemi posti da una vita sociale instabile e sempre più complessa. L'intelligenza ora gli serve a risolvere questi.

È intuitivo obiettare che vivere in società individualizzate non sembra un'attività così complicata: in fin dei conti lo facciamo ogni giorno senza fatica. Non bisogna confondere però la difficoltà oggettiva con la soggettiva. A noi i problemi che ci presenta la vita sociale sembrano facili perché l'evoluzione ci ha dotato di una mente adatta a risolverli. Come dice Nicholas Humphrey, l'etologo e psicologo che per primo ha avanzato l'iposi della mente sociale, siamo «psicologi naturali» (vedi nota 5). D'altra parte i problemi tecnico-pratici posti dalla natura ci appaiono complicati, perché la nostra mente non è specializzata in quelli. Del resto è da poco (*Homo sapiens* moderno, la nostra specie, c'è da circa 100 mila anni) che gli esseri umani si sono dedicati a studiare sistematicamente la natura ed è solo con la scienza moderna che hanno fatto passi avanti significativi.

Per illustrare il nostro comune errore di valutazione dinanzi ai problemi naturali e sociali Humphrey (1983) si rifà alla vicenda di Robinson Crusoe, naufragato nell'isoletta disabitata. Restiamo ammirati dell'ingegnosità con cui inventa come darsi una vita confortevole. A un'analisi attenta però le difficoltà serie cominciano quando arriva Venerdì e Robinson si mette a trasformarlo da selvaggio in buon servitore. L'altro uomo è il vero problema di un uomo, come l'altro primate il problema maggiore di un primate.

La mente di un medico: una mente come le altre. Procedure logicamente difettose, come la tendenza alla conferma, caratterizzano l'attività mentale di tutti gli esseri umani, medici compresi. Nell'attività diagnostica il medico formula delle ipotesi sulla base delle informazioni disponibili. Dal momento che queste di solito si rivelano insufficienti, raccoglie poi informazioni ulteriori (mediante visite specialistiche, esami strumentali, ecc.) per stabilire se le ipotesi iniziali sono vere o false. Come nel test di Wason, generalmente non può raccogliere tutte le informazioni disponibili e immaginabili e del resto, se anche potesse, dovrebbe limitarsi alle più utili per ragioni di efficienza sanitaria.

Dai discorsi fatti in precedenza sappiamo che la strategia razionale dovrebbe essere andare alla ricerca di informazioni che smentiscono le ipotesi di partenza. Quelle a conferma contano poco, giacché, come accade scoprendo il 2 nel test di Wason, lasciano aperta la possibilità che da qualche parte ci siano smentite non considerate. Si parla di *informazioni pseudodiagnostiche*, che fanno progredire la diagnosi più in apparenza che nei fatti. Ma i medici procedono per smentite? E hanno chiaro che l'ideale è procedere così?

Da tempo le indagini empiriche indicano che c'è una tendenza a orientarsi verso le informazioni a conferma piuttosto che verso quelle a smentita (Einhorn e Hogarth, 1978; Doherty et. al., 1979; Baron, Beattie e Hershey, 1988). Proviamo a riflettere su uno studio di Gruppen, Wolf e Billi (1991). A 105 medici si diceva di immaginare di esercitare la professione in un'area geografica remota e poi si sottoponeva loro un problema diagnostico in cui occorreva operare una scelta nell'approvvigionamento di informazioni (figura nella pagina seguente). Un paziente manifestava due sintomi (tosse e dolori alle gambe). Entrambi i sintomi erano compatibili con due diverse ipotesi diagnostiche: la malattia A e la B, egualmente diffuse nella popolazione. Era nota la frequenza dei dolori alle gambe nella malattia B, piuttosto alta: il 58%. Con

	malattia A	malattia B			malattia A	malattia B
tosse	1	2		tosse	1 24%	2 43%
dolori alle gambe	3	4 58%		dolori alle gambe	3 31%	4 58%

Materiale sperimentale adoperato da Gruppern, Wolf e Billi

Una volta scelta la telefonata, il medico può togliere l'adesivo e scoprire la frequenza del sintomo che c'è sotto. Nella matrice a destra sono riportate tutte le frequenze e, come si vede, risulta evidente che il paziente ha più probabilità di avere la malattia B.

una telefonata a una clinica specialistica era possibile conoscere un'altra delle frequenze di associazione sintomo-malattia. Ci si poteva permettere una sola telefonata, col che il medico si trova in una condizione analoga a quella di chi al test di Wason ha deciso di girare la E e ha a disposizione un'altra scelta: il 2, il 5 o la F.

Scegliere il dolore alle gambe nella malattia A (casella 3 in figura) vuol dire mettersi nella condizione di confrontare la frequenza del sintomo nelle due malattie e così andare alla ricerca di un'eventuale smentita all'ipotesi che si tratti della malattia B: se la frequenza del dolore in A fosse più alta, dovremmo rivederla. È una scelta analoga a quella di 5 nel test di Wason. Scegliere la tosse nella malattia B (casella 2) è invece come scegliere 2. Ci chiediamo in che misura anche l'altro sintomo è compatibile con la nostra ipotesi e siamo perciò tesi a confermarla: una frequenza alta la consoliderebbe, ma una bassa direbbe ben poco, giacché non abbiamo elementi circa l'altra malattia. Indirizzarsi sulla tosse nella malattia A (casella 1) è un po' come andare su F, cioè sprecare un'opportunità perché non si ha chiara la struttura logica del problema. Non c'è modo infatti di operare alcun confronto corretto tra le due malattie e non si può neppure sperare in una conferma che rafforzi l'ipotesi di partenza.

La risposta corretta è dunque scegliere di informarsi sulla frequenza del dolore alle gambe nella malattia A. È questo il modo più razionale di sfruttare l'unica telefonata a disposizione. Ma come hanno risposto i medici? Quasi il 60% ha optato per la scelta corretta. Si tratta di una prestazione nettamente superiore a quella di persone non esperte, che si attesta intorno al 30%. Probabilmente su questi risultati influisce l'abitudine alla diagnostica differenziale o comparata, che si basa proprio sul confronto tra alternative e sulla selezione per esclusione. Non è però una prestazione confortante, visto che più del 40% è caduto in errore.

C'è da dire che il problema adoperato è astratto. Gruppen, Wolf e Billi hanno scelto di non parlare di specifiche malattie per minimizzare l'influenza delle conoscenze e delle esperienze cliniche. In questo modo però si vede più se i medici sono capaci di adottare la strategia giusta di ricerca di informazioni sulla base di un ragionamento logico che se sono capaci di adottarla quando hanno il problema. Può darsi che, nella situazione concreta, si muovano correttamente grazie a procedure intuitive superapprese con l'esperienza o a specifici protocolli. Può esserci una differenza di prestazioni simile a quella che abbiamo incontrato cimentandoci con la versione astratta (lettere e numeri) e con la versione concreta (beve birra, cocacola, ecc.) del test di Wason.

Le indagini empiriche suggeriscono che nell'attività clinica reale le prestazioni di corretta ricerca di informazioni si elevino ulteriormente, cioè che ci siano percentuali ancora più alte di ricerca di smentite. Resta comunque una quota consistente di ricerca di informazioni pseudodiagnostiche. Del resto chi ha esperienza clinica sa che spesso ci si adagia, anche per ragioni pratiche, sul fatto di sapere che dei sintomi sono compatibili con l'ipotesi diagnostica formulata. Ad esempio: ha una sindrome postcolecistectomia, i dotti biliari sono ectasici, il sintomo è compatibile. Se da un lato l'abitudine alla diagnosi comparata spinge a scelte corrette, dall'altro gioca in senso contrario la formazione imperniata sulla fisiopatologia, che fa scaturire un corteo sintomatologico da un complesso di alterazioni del funzionamento normale dell'organismo. Saper pensare in chiave fisiopatologica è una componente assai importante della formazione medica, che però, in assenza di adeguate contromisure, può fuorviare nel ragionamento clinico.

Notiamo che in ogni caso l'esperimento di Gruppen, Wolf e Billi dice che anche i medici sono soggetti alla tendenza alla conferma. Dimostra – ammesso che ce ne fosse bisogno – che la mente di un medico è come la mente di qualsiasi uomo. Ed è questo il nodo della questione.

LOGICA PER INESPERTI

Il medico può adottare strategie razionalmente corrette sulla base di procedure intuitive superapprese o di protocolli, per cui dinanzi ai problemi clinici concreti è in grado di fare la cosa giusta anche senza ricorrere alla logica e senza ragionare su ciò che fa. Tuttavia molto dipende dal campo dell'indagine diagnostica. Se si tratta di un ambito in cui il medico ha grande esperienza e competenza, allora certamente migliorerà le sue prestazioni grazie ad espedienti non logici. Quando però si muove in un campo poco familiare, come capita quando si esce dalla propria specialità o si ha a che fare con malattie rare, l'intuizione non lo assiste e la strategia corretta va scelta con la logica, come quando ci si trova davanti a una versione astratta del problema.

Si spiegano così certe storie di pazienti. Un giovane italiano, in Lussemburgo per lavoro, si reca a un pronto soccorso, dove gli viene diagnosticata un'uveite, che (stranamente) risulta scomparsa a un controllo effettuato due giorni dopo. Dopo circa un mese ha un episodio febbrile con aftosi del cavo orale. L'internista che lo visita avanza il sospetto di malattia di Behçet, in considerazione anche delle sue origini mediterranee. Rientrato in Italia il giovane chiede il parere di un reumatologo, che riscontra un antigene HLA-B51 e conferma la diagnosi di Behçet, sebbene non ci siano altri sintomi e il pathergy test risulti negativo. Qualche tempo dopo, trovandosi a Parigi per lavoro, il giovane, preoccupato per la sua salute, anche se nel frattempo è stato bene, decide di farsi vedere nel famoso Centro Behçet della città. Qui, dopo un sommario colloquio, rifiutano di visitarlo: la sua condizione non ha nulla a che fare col morbo di Behçet, patologia seria che richiede un approccio serio.

continua ▶▶▶

Probabilmente gli specialisti del centro di Parigi, grazie all'esperienza accumulata in materia e ai protocolli adottati, si sono orientati subito sulle smentite. Invece gli altri clinici si sono fatti fuorviare dalle conferme. Avendo scarsa esperienza specifica e non disponendo di protocolli, non erano portati automaticamente a procedere per smentite. Avrebbero dovuto usare la logica per fare altrettanto. Avrebbero dovuto chiedersi se e in quale misura sintomi e indizi presenti potevano esserci anche al di fuori del Behçet e se e in quale misura i sintomi assenti potevano mancare nel Behçet. Avrebbero anche dovuto dubitare dell'episodio di uveite, invece di vedervi subito una conferma.

Quattro regole per fare i conti con la propria mente. Per migliorare le proprie prestazioni il medico deve fare i conti con la propria mente. Che cosa vuol dire esattamente? Troppo spesso i medici sono portati a dare per scontato che la mente li assisterà, che funzionerà come uno strumento perfetto, anche quando ci sarà bisogno di ricorrere alla logica. Fare i conti con la propria mente significa prendere atto del funzionamento reale dello strumento intellettivo che si adopera e trarne le dovute conseguenze. In concreto può essere di aiuto seguire alcune semplici regole.

• *Prendere coscienza dei difetti logici della mente.* Bisogna rendersi conto che, per la natura della nostra mente, nei ragionamenti clinici siamo soggetti a errori logici. L'errore logico non coincide con l'errore clinico. Fortunatamente molti errori logici commessi nel ragionamento clinico non portano a conclusioni errate. Nell'esperimento di Gruppen, Wolf e Billi più del 70% dei medici che avevano scelto strategie errate diagnosticava correttamente la malattia B. Ciò non toglie che i loro ragionamenti fossero sbagliati. Se ci limitiamo a valutare la qualità dei nostri ragionamenti clinici dai risultati, la sovrastimiamo e stentiamo a renderci conto che non siamo così logici come crediamo. Ridurre il tasso di errori logici è senz'altro vantaggioso, perché si abbassa il rischio di errori clinici e si è più efficienti.

• *Prestare attenzione ai processi cognitivi dell'attività clinica.* Abitualmente non ci si interroga su come si è arrivati a certe scelte diagnostiche o terapeutiche o prognostiche, né le procedure mentali adottate vengono esaminate criticamente in itinere. Farlo è invece un esercizio utile per aggiustare il tiro nel caso specifico e per affinare le proprie abilità cliniche.

• *Conoscere le distorsioni sistematiche.* Le procedure non logiche della nostra mente sono sistematiche: in presenza degli stessi problemi cognitivi si ripetono sempre allo stesso modo in tutti. Ad esempio, ogni volta che siamo alle prese con il problema di cercare informazioni per verificare un'ipotesi, dalla nostra mente dobbiamo aspettarci la tendenza alla conferma. È un grande vantaggio che le distorsioni siano sistematiche: se cerchiamo l'obiettività, possiamo prevedere come e quando la nostra mente potrà tradirci e porvi rimedio. Per farlo però dobbiamo conoscere le distorsioni sistematiche, sapere quando si manifestano, come, quali vantaggi presentano e a quali rischi espongono.

• *Apportare correttivi.* Si può cercare di tenere sotto controllo i propri ragionamenti clinici e, dove ci si aspetta una distorsione, dubitare e intervenire a verificare o semplicemente ad aggiustare il tiro modificando i giudizi in senso contrario. Sebbene i correttivi individuali siano utili e rappresentino un buon esercizio, sono generalmente più efficaci quelli ambientali o di sistema. Uno consiste nel ricorso a protocolli o linee guida, che però non può essere esagerato, pena una certa perdita di efficienza dell'attività clinica e a volte anche di efficacia.

Molto utile è discutere con i colleghi, magari in team, i casi. Si tratta di farlo badando non solo ai problemi clinici, ma anche ai problemi mentali dei ragionamenti che si fanno, cioè di discutere su due piani: a livello dell'oggetto di cui ci stiamo occupando e al metalivello di come lo stiamo conoscendo. La discussione dev'essere tecnica su entrambi i piani, cioè bisogna analizzare i ragionamenti clinici avendo nozione di come funziona la nostra mente. È essenziale che ci sia un clima di *confidence*, improntato a rispetto, considerazione e fiducia reciproca, altrimenti per una serie di ragioni il confronto rischia di essere controproducente e di abbassare il livello di razionalità anziché innalzarlo.

NOTE

1. La teoria della scelta razionale è una teoria normativa delle decisioni. Diversamente dalle teorie descrittive, che intendono semplicemente raffigurare il modo in cui di fatto la gente decide, le normative mirano a stabilire come le decisioni vanno prese per essere prese bene, cioè fissano i canoni dell'arte di decidere. Logici, matematici, filosofi hanno proposto varie teorie normative delle decisioni. La teoria della scelta razionale rappresenta un punto d'arrivo di questa tradizione, cui si è giunti nel XX secolo, grazie agli sviluppi della teoria dell'utilità e all'elaborazione della teoria dei giochi di von Neumann e Morgenstern (1947) e della teoria delle scelte collettive di Arrow (1963). Adoperare la teoria della scelta razionale nell'analisi di fenomeni economici, politici e sociali significa assumere che teorie normative e descrittive sostanzialmente coincidono, cioè che le persone sono razionali e di fatto tendono a decidere come dovrebbero idealmente decidere.

2. Che gli errori diagnostici o terapeutici siano dovuti a negligenza o incompetenza del medico è quanto abitualmente pensano la gente e gli stessi medici (Deskin, Hoye, 2004). Non è ciò che dicono però le indagini empiriche, dalle quali risulta che una quota consistente di errori dipende da una difettosa elaborazione delle informazioni, cioè da processi cognitivi inadeguati (cfr. ad esempio Wilson et al., 1999).

3. Secondo lo psicologismo, sostenuto tra gli altri da Cartesio, i logici di Port-Royal, Locke, Stuart Mill, la mente umana naturalmente ragiona seguendo procedure logiche. Tuttavia nella vita di tutti i giorni le persone di fatto adottano procedure non logiche perché la distrazione, la fretta e altre condizioni sfavorevoli lo impediscono. Perciò Locke diceva che bisogna tornare alla "rustica ragione nativa" e ne *La condotta dell'intelletto*, piccolo libro del 1706 che fa da complemento pratico al più noto *Saggio sull'intelletto umano*, fornisce vari suggerimenti per fronteggiare i fattori che interferiscono col buon funzionamento della mente. Per il logicismo, di gran lunga più accettato nella tradizione logico-filosofica, la mente umana segue percorsi propri che nulla hanno a che vedere con le regole della logica. Queste sono un prodotto artificiale, lontano dai modi effettivi di ragionare delle persone.

4. La scelta di E e 2 può essere dovuta semplicemente alla cosiddetta tendenza al riscontro (*matching bias*). Ci limitiamo a prendere in esame né più, né meno che gli elementi nominati nella regola: la vocale e il pari (Evans, 1982, 1989). La scelta della F può essere dovuta a un fraintendimento della regola, per cui il con-

dizionale (se A, allora B) viene scambiato per un bicondizionale (se A, allora B e se B, allora A). In altri termini si pensa che valga anche la regola inversa: "se una carta ha un numero pari su un lato, sull'altro avrà una vocale". Perciò si va a vedere se per caso dietro la F non ci sia un pari che smentisce la regola. Confondere condizionale e bicondizionale può anche indurre a scegliere erroneamente il 2 dopo aver scelto correttamente E: si vuol vedere se dall'altra parte ci sia o meno una vocale. Una ragione per cui non pensiamo a girare il 5 e più in generale a cercare smentite è la difficoltà a operare mentalmente con una forma di ragionamento condizionale nota in logica come *modus tollens* o *negazione del conseguente*. Per noi è facile capire il ragionamento "se una carta ha una vocale su un lato, sull'altro ha un numero pari/questa carta ha una vocale su questo lato/sull'altro ha un numero pari". È difficile invece comprendere quest'altro ragionamento: "se una carta ha una vocale su un lato, sull'altro ha un numero pari/questa carta non ha un numero pari su questo lato/ questa carta non ha una vocale sull'altro". Tuttavia, se vogliamo andare in cerca di smentite dobbiamo ragionare proprio così: negare la conseguenza della premessa e di qui arrivare a negare la premessa.

5. Contrariamente a quanto si credeva in passato, oggi si pensa che il grande sviluppo del cervello e della mente umana non sia stato provocato dall'uso di tecnologie, ma dal bisogno di padroneggiare una vita sociale complessa e incerta. Per scheggiare le pietre, come faceva *Homo habilis*, in fin dei conti non occorrono grandi capacità mentali. Certi animali, valga per tutti l'esempio dei castori, hanno abilità tecnologiche a volte straordinarie, senza per questo avere un cervello particolarmente evoluto.
I primati e l'uomo in particolare hanno sviluppato mente e cervello perché si sono trovati a vivere in società individualizzate, in cui i rapporti non dipendono solo dai ruoli sociali, ma anche da ciò che ciascuno è, da come si definisce in rapporto agli altri nelle esperienze di interazione e relazione. In queste società i comportamenti degli altri sono altamente imprevedibili. Per riuscire a districarsi occorre un'intelligenza sociale spiccata, capace di orientare momento per momento nel rapporto con gli altri. Se da un lato le società individualizzate pongono il problema di districarsi nella vita sociale, dall'altro sgravano del problema del rapporto con l'ambiente naturale. Sono infatti organizzazioni molto flessibili, capaci di adattarsi rapidamente ai cambiamenti ambientali. Perciò con l'avvento delle società di primati ci si lascia alle spalle il problema di gestire la natura e si affronta quello ben più impegnativo di gestire la vita sociale. Emerge così una mente specializzata in società.
È stato l'etologo e psicologo Humphrey (1976) ad avanzare l'ipotesi che la mente nostra e dei primati sia evoluta per fini sociali. Osservando la vita dei gorilla si è reso conto che la sopravvivenza nell'ambiente naturale li impegnava poco sul piano cognitivo, nonostante i gorilla avessero un cervello decisamente più grande di un ingegnere costruttore di dighe come il castoro. Humphrey si chiese che cosa se ne fanno di un simile cervello i gorilla e pensò che lo adoperino per risolvere problemi psicologici e sociali, anziché tecnico-pratici.
Tutta quest'enfasi sulla difficoltà di padroneggiare la vita sociale può sembrarci infondata. In fin dei conti ogni giorno ce la caviamo bene senza sforzo nel rap-

porto con gli altri, mentre facciamo fatica quando ci capita di applicarci a problemi naturalistici, come quelli delle scienze fisiche o biologiche. Stiamo sbagliando però: se per noi è impegnativo capire la natura e agevole districarci nella vita sociale è proprio perché abbiamo una mente sociale ben sviluppata. Commettiamo l'errore di confondere le difficoltà oggettive con le soggettive.

6. Che si tratti di una strategia intuitiva di intelligenza sociale è suggerito dal fatto che le differenze tra versione originale e versioni realistiche del test di Wason non stanno nel diverso grado di familiarità del materiale in questione: in fin dei conti le carte, le lettere, i numeri per noi sono familiari quanto le persone di diversa età che bevono birra o cocacola. La differenza sostanziale è che nelle versioni realistiche è in gioco il successo di una nostra azione di controllo sociale. A riprova c'è l'osservazione che le prestazioni ai test realistici variano a seconda che ci si metta nei panni di chi ha un interesse o l'altro o è super partes (Manktelow e Over, 1991; Politzer e Nguyen-Xuan, 1992).

7. Quando uno scienziato è alle soglie di una scoperta scientifica, ha davanti un problema nuovo. È vero che conosce la materia, ma è anche vero che si sta addentrando in uno spazio inesplorato e che gli mancano molte conoscenze necessarie a risolvere il problema. L'analisi di illustri scoperte scientifiche suggerisce che spesso gli scienziati ricorrono a un procedimento per analogia. Ad esempio, sembra che Rutherford nella sua prima formulazione teorica della struttura dell'atomo abbia usato l'analogia con il sistema solare: ha pensato che gli elettroni ruotassero intorno al nucleo come i pianeti intorno al sole (Gentner, 1980, 1983). Il chimico tedesco Kekulé stabilì la formula esagonale del benzene grazie al fatto che, dopo essersi rotto la testa sui legami del carbonio, stando a guardare il fuoco del camino, pensò a un serpente che si morde la coda. Einstein ha lavorato sull'analogia tra correre su un raggio luminoso e viaggiare sugli ascensori. In questi e in altri casi analizzati in scienza, come in altri ambiti creativi, la struttura concettuale di un dominio base (ad esempio, il sistema solare) viene trasferita a un dominio bersaglio (l'atomo) e adoperata per descrivere e spiegare gli eventi.
A rigor di logica, se non abbiamo sufficienti conoscenze su un dominio nuovo, dovremmo approvvigionarci di nuove conoscenze a riguardo. Invece nella scoperta, contravvenendo alla ragione, si va a cercare un modello utile tra quelli disponibili in memoria. Oltre tutto li si pesca in un dominio qualsiasi, anche molto lontano: il sistema solare è all'altro capo dell'atomo e i serpenti che si mordono la coda hanno ben poco a che fare con la chimica organica, come pure gli ascensori con la luce.

8. Il genio di Platone aveva intuito che abbiamo una mente non razionale e una razionale e che possiamo risvegliare la nostra mente razionale. Si possono leggere in questi termini la teoria della reminiscenza e il mito della caverna. Peraltro Platone ha forse esagerato la portata della razionalità e trascurato il valore della cognizione non razionale. È interessante il fatto che, nella Grecia di allora, si sia trovato ad assistere a una trasformazione di civiltà, legata anche all'avvento della scrittura, allo sviluppo dei tribunali e alla democrazia, che richiedeva un supplemento di razionalità, specie nella vita pubblica.

I biases

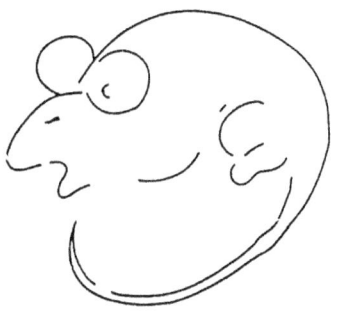

Sono state descritte varie distorsioni sistematiche che intervengono nei processi mentali di conoscenza della realtà, giudizio e decisione. Si parla di *biases*, per sottolineare che si tende a deviare rispetto alle procedure corrette e si rischia di cadere in errore.

Per familiarizzare con i *biases* la cosa migliore è esaminarne alcuni tra i più studiati nelle ricerche sulla mente. Conoscerne un certo numero d'altra parte ci tornerà utile quando analizzeremo i processi cognitivi alla base delle scelte diagnostiche e terapeutiche e i problemi che la mente incontra nell'attività clinica. Prima però cerchiamo di capire meglio che cosa sono i *biases*: chiediamoci quali caratteristiche hanno e perché si verificano.

Caratteristiche dei biases

Tutti i *biases* descritti in letteratura hanno in comune alcune caratteristiche.

• *Sono massicciamente presenti nell'attività mentale.* I nostri ragionamenti quotidiani sono intrisi di tendenze distorsive. Se analizziamo anche solo per pochi minuti i pensieri e i discorsi di una persona, vi troviamo molti *biases*.

• *Riguardano tutti.* I *biases* non sono appannaggio di persone inferiori, ignoranti o con qualche problema psicologico. Anche le persone più equilibrate, intelligenti e istruite nei loro ragionamenti di tutti i giorni risentono delle comuni tendenze distorsive.

• *Influiscono anche sui giudizi professionali.* Medici, psicologi, magistrati, insegnanti, arbitri, selettori del personale e altri professionisti chiamati a essere obiettivi sono soggetti a *biases* anche nei giudizi che esprimono per lavoro. Il professionista può sforzarsi di contrastare le tendenze distorsive, ma queste comunque sono operanti nei suoi ragionamenti.

• *Sono sistematici.* I *biases* non si presentano in modo casuale, ma nel rispetto di determinate regolarità. Ciascuna distorsione compare in situazioni tipiche e ben definite e opera secondo modelli precisi. Ad esempio, la tendenza alla conferma si verifica quando raccogliamo prove per stabilire se un'ipotesi è vera o falsa e ci porta a orientarci più sulle prove a favore che sulle smentite. Non compare in circostanze diverse, né produce effetti di altro genere.

• *Non costituiscono un fenomeno esclusivamente negativo.* È indubbio che i *biases* non rispondono a procedimenti razionali impeccabili e possono sfociare in conclusioni erronee. Tuttavia non si possono liquidare semplicemente come alterazioni e disfunzioni del pensiero, perché hanno un chiaro valore funzionale: data l'organizzazione della nostra mente sono utili. Ad esempio, la tendenza alla conferma serve a rafforzare il nostro sé e a orientarci nella vita di tutti i giorni senza approfondire troppo le analisi.

Perché la nostra mente è soggetta a biases

I *biases* sono dovuti al funzionamento stesso della nostra mente: ecco perché sono massicciamente presenti e riguardano tutti, anche i professionisti al lavoro. Ma che cosa c'è nel funzionamento della nostra mente che porta con sé distorsioni sistematiche? I fattori in gioco sono diversi e, seppure in misura diversa a seconda dei casi, tutti concorrono a produrre le distorsioni.

Mente limitata. È il motivo su cui insiste la teoria della razionalità limitata di Simon (cfr. pag. 21). La nostra mente è soggetta a troppi limiti per operare in modo perfettamente razionale al momento di analizzare una situazione, esprimere un giudizio, prendere una decisione. È un sistema dalle capacità limitate, mentre per lavorare razionalmente dovrebbe essere in grado di trattare una mole enorme di informazioni, formare rappresentazioni assai complesse ed esplorarle, fare molti passaggi logici e correlazioni. Per giunta di solito non riusciamo a sfruttare pienamente neppure le nostre limitate capacità, perché poco o tanto siamo distratti e facciamo fatica a concentrarci. Certo possiamo modulare il nostro impegno cognitivo, ma anche quando ci impegnamo le nostre risorse mentali restano al di sotto di quelle che idealmente occorrerebbero.

Il tempo è poi tiranno. Generalmente dobbiamo arrivare alle conclusioni in fretta, ma anche quando ci diamo tempo a un certo punto ci troviamo a dover chiudere pur essendoci ancora da esplorare e riflettere. Un'altra risorsa limitata è l'informazione disponibile. Per capire, giudicare, decidere razionalmente avremmo bisogno di più informazioni, ma dobbiamo accontentarci perché non abbiamo mezzi o tempo per raccogliere tutte quelle che occorrono.

Per operare in modo perfettamente razionale la mente dovrebbe disporre senza limitazioni di informazioni, tempo, concentrazione, capacità. Invece è limitata e nonostante i limiti deve comunque arrivare alle conclusioni, altrimenti saremmo bloccati. Per arrivare comunque alle conclusioni ricorriamo a *euristiche cognitive,* scorciatoie che consentono di evitare la via lunga della raccolta completa di informazioni e della loro analisi sistematica. Le eurisitiche ci salvano dalla paralisi, ma generano distorsioni sistematiche.

Mente ecologica. La teoria della razionalità ecologica (cfr. pag. 22) mette in secondo piano il problema dei limiti della mente. Anche se non fossimo frenati dai vincoli cui è sottoposta l'attività mentale, in ogni caso saremmo soggetti a *biases*. Il punto è che la nostra mente è dotata di strategie standard per comprendere la realtà, formulare giudizi, decidere. Si tratta di strategie frutto dell'evoluzione biologica o dell'evoluzione culturale, che formano un equipaggiamento di valore adattativo. Se da un lato infatti queste strategie si discostano dalle procedure razionali ideali, dall'altro sono funzionali alla vita che facciamo. La razionalità è utile principalmente per capire la natura, ma noi viviamo in un ambiente sociale e per cavarcela nella vita sociale le strategie della nostra mente funzionano mediamente bene.

L'idea che i *biases* siano strategie adattative della mente è in accordo col fatto che sono sistematici e che in molti casi tornano utili. Se sono frutto di evoluzione, è naturale che siano standard, che si ripetano sempre allo stesso modo nelle stesse circostanze. Se si sono affermate per il loro valore adattativo, devono esserci situazioni di vita concreta in cui risultano funzionali. Con la teoria della razionalità ecologica si spiega anche meglio la presenza ubiquitaria dei *biases*: se fanno parte dell'equipaggiamento della nostra mente, c'è da aspettarsi che tendano a comparire sempre, anche quando abbiamo a disposizione molte risorse per ragionare.

Influenze "calde". Noi non siamo freddi calcolatori che trattano con indifferenza le informazioni. Ci prefiggiamo mete, teniamo sotto monitoraggio noi stessi e l'ambiente per sapere se tutto è in linea con i nostri fini, gestiamo le conoscenze che emergono sul nostro conto in modo da avere un sé stabile, coerente, tendenzialmente positivo, ci difendiamo dalle minacce alla nostra "faccia", al nostro senso di sicurezza, alla convinzione di vivere in un mondo giusto e di essere giusti. Perciò le informazioni che trattiamo rappresentano per noi opportunità o ostacoli, rassicurazioni o minacce, successi o insuccessi, ci emozionano e ci coinvolgono.

Il coinvolgimento emotivo influisce sui processi mentali attraverso i quali comprendiamo la realtà, giudichiamo, decidiamo e vi introduce distorsioni. Sono molti i fattori "caldi" capaci di provocare distorsioni. Abbiamo visto che una delle ragioni per cui tendiamo alla conferma è che le conferme rafforzano l'immagine positiva di noi stessi, mentre le smentite rischiano di indebolirla (cfr. pagg. 14-16). Tendere alla conferma è solo uno dei modi in cui mediante distorsioni salvaguardiamo il nostro sé.

Spesso siamo tesi a salvare la nostra coerenza. Siamo intimamente convinti di essere coerenti nei pensieri e nelle azioni. Perciò, quando scopriamo di essere incoerenti, cerchiamo di rimettere a posto le cose con stratagemmi mentali. Ad esempio, il fumatore convinto che il fumo è nocivo dovrebbe smettere di fumare o ammettere con se stesso di essere incoerente. Può però salvare l'idea di un sé coerente e continuare a fumare semplicemente convincendosi che in fondo il fumo non è tanto nocivo, visto che si muore per mille altre ragioni e non mancano i casi di sopravvivenze straordinarie di grandi fumatori.

In altri casi c'è da salvare la continuità del sé, l'idea che noi siamo sempre gli stessi a dispetto dei cambiamenti. Da qualche tempo mi capitano incidenti relazionali con i colleghi di lavoro. Sono sempre stato abile nelle relazioni, credo che la competenza relazionale sia una mia qualità. Sto cambiando? Mi sta accadendo qualcosa? Se mi convinco che è il mio ambiente di lavoro a essere insostenibile anche per chi è bravo nelle relazioni, non ho bisogno di rivedere il mio sé e ai miei occhi resto sempre lo stesso.

Salvaguardare il sé non è che uno dei motivi "caldi" delle distorsioni. In molti casi è in gioco il bisogno di sicurezza. Se veniamo a sapere che qualcuno ha avuto una brutta disavventura, subito andiamo a cercare qualche motivo per cui può esserne considerato responsabile. Ad esempio, ci colpisce la notizia di un giovane che, uscito in canoa nel lago, è annegato. Non appena sentiamo che era al largo e non aveva il salvagente, pensiamo che è stato vittima della sua imprudenza. Ragionando così ci rassicuriamo, perché allontaniamo l'idea che le disgrazie possono capitare in qualsiasi momento a chiunque, sopravvalutiamo le possibilità di controllare la nostra sorte e ci sentiamo meno vulnerabili. Il senso di sicurezza ci fa star bene e ci fa affrontare meglio la vita, ma intanto ci stiamo allontanando da un'analisi razionale dei fatti e anche da una percezione razionale della nostra condizione umana.

Stiamo trascurando ciò che per il senso comune è la causa più ovvia di *biases*: il fatto di avere mete da raggiungere, di essere animati da interessi, valori, ideali, ci rende parziali. Sebbene tutti sappiamo che la parzialità falsa i giudizi, generalmente non ci rendiamo conto di quanto possa essere radicale l'influenza distorcente degli orientamenti individuali. Le ricerche empiriche dimostrano che persone con orientamenti diversi vedono letteralmente la realtà in modo diverso. In uno dei primi lavori sull'argomento (Hastfor e Cantril, 1954) giovani tifosi di due squadre di football, messi a esaminare obiettivamente una partita, scorgevano molti più falli della squadra avversaria che della propria. Il filmato non è lo stesso per tutti, in quanto gli stimoli vengono elaborati e categorizzati diversamente a seconda degli interessi in gioco. Lo stesso accade, ad esempio, quando assistiamo a un faccia a faccia politico: non vediamo tutti la stessa trasmissione televisiva. La deformazione della realtà in ragione del proprio orientamento è involontaria e inconsapevole, per cui ciascuno è convinto di essere nel vero e le false convinzioni risultano tenaci.

A ben guardare, le influenze distorcenti "calde" rientrano nella nozione di mente ecologica: quando diciamo che il coinvolgimento emotivo distorce i nostri processi mentali, ci stiamo ancora muovendo nella teoria della razionalità ecologica. Salvaguardare il proprio sé, difendere il proprio senso di sicurezza o far valere il proprio attaccamento a mete sono infatti tutti comportamenti utili a cavarsela nel nostro ambiente, che è essenzialmente sociale.

EMOTIVITÀ: UN FARDELLO DI CUI LIBERARSI?

Dato che l'emotività è spesso di ostacolo alla razionalità, possiamo essere tentati di pensare che sarebbe meglio sbarazzarsene. Sapere che le distorsioni "calde" sono riconducibili alla nostra mente adattativa scoraggia ideali del genere: perché dovremmo liberarci di modi di pensare utili a cavarcela nella vita sociale?

Se sulle prime un pensiero mondato dall'emotività ci sembra auspicabile, in parte si deve al peso della tradizione filosofica delle passioni, che in qualche misura permea il nostro senso comune. Dall'antichità, da Platone ai nostri giorni, i filosofi hanno per lo più sostenuto che le passioni sono opposte alla ragione, sono irresistibili o difficili da dominare, rappresentano un retaggio primordiale della natura da eradicare o comunque da incanalare e superare.

Sennonché la ricerca scientifica degli ultimi decenni ha dimostrato che la concezione tradizionale è infondata. Gli studi sulle emozioni hanno messo in evidenza che, sebbene possano occasionalmente

continua ▸▸▸

entrare in rotta con la ragione, hanno la funzione di supportare la ragione. Ci aiutano a tenere l'ambiente sotto controllo, allertandoci quando potrebbe esserci qualcosa di non in linea con i nostri bisogni e i nostri scopi. Quest'attività di monitoraggio valutativo dell'ambiente – di *appraisal*, si dice –, è essenziale per esseri come noi, che guidano coscientemente le scelte e hanno un'architettura mentale complessa che non consente di vagliare coscientemente tutte le informazioni ambientali elaborate. L'emotività è poi uno strumento efficace per conoscere se stessi e gli altri, uno strumento decisivo per chi come noi vive in società individualizzate, dove ci si rapporta in ragione di ciò che ciascuno è per l'altro. Com'è stato sottolineato (Scherer, 1984), lungi dall'essere un residuo evolutivo primordiale l'emotività si direbbe piuttosto una conquista evolutiva di viventi superiori dalla mente complessa, dotati di coscienza, con una vita sociale evoluta. Dovremmo sbarazzarci allora di una preziosa conquista?

Influenze socio-culturali. Il funzionamento della nostra mente risente dell'ambiente sociale e culturale in cui viviamo. I *biases* sono dovuti, almeno in parte, a pressioni esercitate dal contesto sociale e culturale. Ad esempio, idee che circolano nella società spesso diventano per noi comode chiavi interpretative per arrivare speditamente a conclusioni senza impegnarci in analisi approfondite. Certe strategie mentali razionalmente erronee vengono tramandate culturalmente. Ad esempio, tendiamo a pensare che i fatti dipendano più dalle persone che dalle situazioni in cui le persone vengono a trovarsi, perché così ci induce a credere la nostra cultura individualistica.

Biases di probabilità

Sarà una bella giornata? Ci sarà traffico? Staremo bene in quell'albergo? Esprimiamo quotidianamente giudizi di probabilità, indispensabili per conoscere la realtà, orientarci nel mondo e decidere. Anche un'attività professionale come quella del medico si basa su giudizi di probabilità: diagnosi, prognosi, giudizi sugli esiti delle terapie o sui rischi clinici non rappresentano certezze. Pur essendo di uso comune, il pensiero probabilitstico è carico di insidie e fortemente soggetto a errore.

Difficoltà a pensare la probabilità. La probabilità non è immediatamente comprensibile per la nostra mente in quanto richiede uno sforzo razionale. Intuitivamente tendiamo a distinguere tra realtà, possibile e irrealtà. Gli eventi rientrano in una di queste tre categorie: o sono certi (si verificano sicuramente) o sono possibili (è incerto se si verificano) o sono impossibili (sicuramente non si verificano). La nozione di probabilità richiede di distinguere all'interno della possibilità una serie di gradi diversi di propensione degli eventi ad accadere, cosa che riusciamo a fare solo andando oltre la categorizzazione intuitiva degli eventi.

Quando ci vengono date delle probabilità, tendiamo a riportarle alla categorizzazione intuitiva degli eventi, assegnando ai valori un peso soggettivo che si discosta da quello oggettivo (Kahneman e Tversky, 1979). Diamo maggior peso alle variazioni di probabilità vicine allo 0 e al 100%, mentre sottostimiamo le variazioni intermedie, siamo cioè più sensibili ai passaggi da una categoria all'altra (vedi figura qui sotto). Per noi stabilire se gli eventi

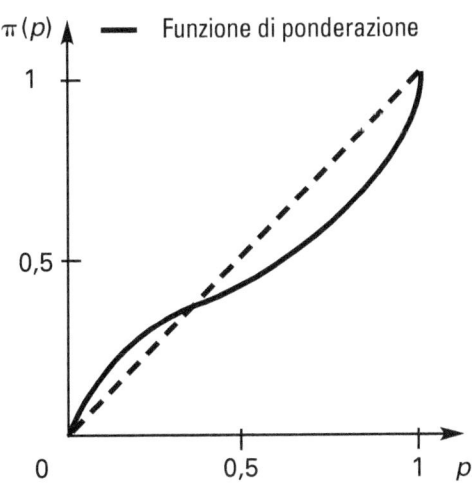

Percezione intuitiva delle probabilità

Le probabilità percepite si discostano dalle reali specie in prossimità dei due estremi. La curva di ponderazione soggettiva stira la scala delle probabilità oggettive verso la tripartizione impossibile, possibile, certo.

Da Kahneman e Tversky, 1979.

41

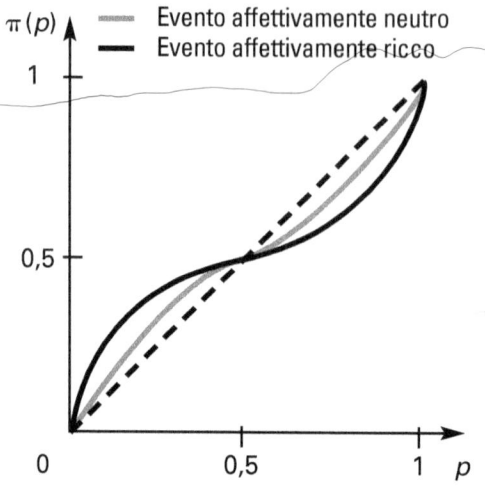

π(p)

- ▬▬ Evento affettivamente neutro
- ▬▬ Evento affettivamente ricco

Effetto delle emozioni sulla percezione intuitiva delle probabilità

Quando gli eventi sono emotivamente carichi, la percezione della probabilità si deforma ancora di più nel senso della tripartizione impossibile, possibile, certo.

Da Rottenstreich e Hsee, 2001.

superano la soglia dell'impossibilità per affacciarsi alla possibilità o, all'altro estremo, se sono praticamente certi è più importante che conoscerne il grado di probabilità. Così facciamo poca differenza tra un evento che ha il 4% di probabilità e uno che ne ha il 10%, perché quel che conta è che entrambi sono possibili.

L'emotività accentua la deformazione intuitiva delle probabilità (Rottenstreich e Hsee, 2001). La funzione di ponderazione delle probabilità si incurva maggiormente nel caso di eventi con un forte impatto emotivo (figura qui sopra). È la ragione per cui le probabilità vanno maneggiate con cura quando si parla di rischi. L'esperto che, intervistato in televisione, dice che l'aviaria ha il 4% di probabilità di dar luogo a un'epidemia penserà di aver dato una probabilità bassa. In effetti, ragionando in termini di probabilità, un 4% è una probabilità bassa, molto al di sotto di un 10% o un 30% o 50% o 70%. Per la mente intuitiva degli ascoltatori però il 4% significa che l'epidemia di aviaria è concretamente possibile e rappresenta una minaccia incombente.

I medici, come tutti, incontrano difficoltà quando devono pensare le probabilità e risentono dell'emotività. Così un effetto collaterale di un farmaco può essere sopravvalutato, se è particolarmente temibile, anche se di fatto è raro. Quell'effetto viene considerato semplicemente possibile e tanto basta magari per evitare l'uso del farmaco o per preferirne un altro che a un'analisi razionale dei rischi e dei benefici risulta nel complesso meno vantaggioso.

Prendiamo, ad esempio, il caso del tamoxifene. Dopo che negli anni Novanta è stato lanciato dalla Scandinavia l'allarme sul rischio di sviluppare seconde neoplasie uterine e gastroenteriche, sono sorte perplessità sul suo impiego nel trattamento del carcinoma mammario. Stando agli studi statistici, il rischio cancerogenetico risultava decisamente basso, se non nullo (tabella qui sotto).

Rischio cancerogenetico del tamoxifene in studi statistici degli anni '90

Studi	N° di CA dell'endometrio per casi esaminati		rischio relativo
	pazienti trattati con TAM	controlli non trattati	
Stoccolma 1989	13/1001	2/985	6,4
Danimarca 1991	7/864	13/2674	3,3
Sud Svezia 1992	9/483	2/236	0
Manchester 1992	1/481	1/480	0
Scozia 1992	2/539	0/531	0
Stoccolma 1995	23/1372	4/1357	5,6
Studi	N° di CA del colon per casi esaminati		rischio relativo
	pazienti trattati con TAM	controlli non trattati	
Anderson 1991	18/864	49/2674	1,5
Ryden 1992	9/4039	3/236	0
Stewart 1992	1/539	3/531	0
Fisher 1994	15/1419	13/1424	0
Rutqvist 1995	13/1372	6/1357	2,1
Studi	N° di CA epatobiliari per casi esaminati		rischio relativo
	pazienti trattati con TAM	controlli non trattati	
Danimarca 1991	1/3538	2/3538	0
Sud Svezia 1992	0/719	0/719	0
NSABP-B14 1994	0/2843	0/2843	0

Ciononostante c'è stata una frenata nell'uso del farmaco. L'allarme è rientrato e il tamoxifene è rimasto largamente utilizzato, ma l'Organizzazione Mondiale della Sanità e l'Agenzia Internazionale per la Ricerca sul Cancro hanno sentito il bisogno di intervenire con la precisa direttiva che a nessuna donna può essere negato il beneficio di una terapia con tamoxifene in nome del modesto rischio di sviluppare un secondo cancro. Certo il rischio, seppur minimo, c'è e deve indurre a una stretta sorveglianza, specie ginecologica. È irrazionale però rinunciare a un farmaco così importante facendo correre alle pazienti rischi più gravi legati al fatto di non averlo usato.

Effetto certezza. Legato alla difficoltà a pensare la probabilità è l'effetto cerezza: un medesimo abbassamento della probabilità che un evento si verifichi per noi conta di più se conduce alla certezza che accada o non accada, anziché rendere l'eventualità semplicemente più improbabile. Se chiediamo di immaginare di giocare alla roulette russa e di fissare un prezzo per avere l'opportunità di togliere un colpo dal revolver, scopriremo che le persone sono disposte a pagare di più quando c'è un solo proiettile che nel caso in cui ce ne siano più d'uno (Zeckhauser, 1991). Eppure in ogni caso la probabilità di morte, se la pistola ha 6 colpi, è stata ridotta di 1/6. Solo che per noi passare da 1/6 di probabilità a 0 probabilità ha un valore completamente diverso che passare da 2/6 a 1/6 o da 3/6 a 2/6.

Per la gente non è la stessa cosa, ad esempio, portare a zero un rischio dell'1‰ di un'intossicazione o di un contagio o far scendere il rischio dal 5‰ al 4‰. Nel primo caso si è disposti a sopportare per la prevenzione costi senz'altro superiori. Le azioni preventive che annullano o quasi i rischi trovano molta più adesione nella popolazione (Viscusi, Magat e Huber, 1987). Quando si tratta di scegliere tra due terapie, i pazienti tendono a preferire quelle che hanno effetti sicuri a quelle che hanno effetti più marcati, ma incerti. Ovviamente, se si considerano gli effetti collaterali, l'effetto certezza gioca in senso contrario: meglio rischiare un disturbo più serio, che avere la certezza di un disturbo minore (Eraker e Sox, 1981).

Euristica della disponibilità. A essere razionali, per stabilire la probabilità che un evento ha di verificarsi dovremmo procurarci molti dati di cui non disponiamo e analizzarli con adeguati metodi statistico-matematici. Comunemente però adottiamo strategie che ci consentono di esprimere giudizi di probabilità senza addentrarci in indagini impegnative. L'euristica della disponibilità è una strategia per risolvere in modo semplice il problema dell'approvvigionamento dei dati. Consideriamo la domanda seguente.

Le famiglie che in Italia hanno almeno un animale in casa sono più o meno del 50%?

Per rispondere con cognizione di causa dobbiamo andare a consultare le statistiche: scopriamo allora che secondo l'Istat le famiglie con un animale in casa sono più del 50%. Eppure solitamente le persone azzardano risposte e a volte sono così convinte dei loro giudizi da mettere persino in dubbio le statistiche: se avevamo pensato che le famiglie con un animale sono meno del 50%, forse ci sta nascendo qualche perplessità. Come facciamo a formulare giudizi senza conoscere le statistiche? Da dove ci viene tanta sicurezza?

Per rispondere alla domanda precedente abbiamo passato in rassegna gli esempi di famiglie con e senza animale che ci vengono in mente e abbiamo visto se erano più quelle di un tipo o dell'altro. A dire il vero non abbiamo bisogno di fare una vera e propria statistica mentale: ci basta valutare se i casi di famiglie con animale vengono in mente più facilmente degli altri. Molto semplicemente giudichiamo più frequenti gli eventi dei quali gli esempi sono più disponibili nella nostra mente. È l'euristica della disponibilità, messa in evidenza da Kahneman e Tversky (Kahneman e Tversky, 1973: Tversky e Kahneman 1974) in esperimenti in cui chiedevano ai soggetti se in inglese fossero più frequenti le parole che iniziano con *k* o quelle che hanno la *k* in terza posizione.

La strategia ha una sua efficacia, dato che gli eventi più frequenti hanno più probabilità di essere conosciuti e ricordati da noi. In fin dei conti la nostra esperienza è un sistema, per quanto grossolano, di esplorazione statistica e la nostra mente un deposito di dati statistici facilmente consultabili. Tuttavia queste statistiche mentali sono soggette a errore, perché l'effettiva frequenza degli eventi non è l'unico fattore che influisce sulla facilità con cui ce ne vengono in mente esempi. Nei classici esperimenti di Kahneman e Tversky i soggetti stimavano più frequenti le parole che iniziano con la *k*, mentre sono tre volte più frequenti quelle che hanno la *k* in terza posizione.

È facile essere ingannati dalla *salienza*. I fatti osservati non vengono trattati allo stesso modo dalla nostra mente: quelli che più spiccano hanno più probabilità di consolidarsi in memoria e affiorare alla coscienza quando esploriamo l'esperienza. Adottando l'euristica della disponibilità possiamo convincerci erroneamente che sono più frequenti. Consideriamo le domande seguenti.

In Italia sono più gli immigrati dell'Africa o dei paesi dell'Est europeo?

Si muore più di diabete e malattie metaboliche o più di incidenti stradali?

È più probabile un incidente d'auto o di aereo?

Se non hanno nozione delle statistiche sull'immigrazione, le persone tendono a rispondere che sono più gli immigrati dell'Africa, per il semplice fatto che la gente di colore si nota di più. Per altro i fatti di cronaca che vedono come protagonisti immigrati rumeni o di altri paesi dell'Est spostano le stime. Analogamente chi non ha sufficienti competenze sanitarie sottovaluta diabete e malattie metaboliche, giacché chi muore di incidente stradale fa parlare di sé, mentre chi muore di malattie metaboliche lo fa nella riservatezza. Oggi sono in molti a sapere che l'aereo è un mezzo decisamente più sicuro dell'automobile. Fino a qualche tempo fa però la maggior parte della gente lo ignorava e l'aereo era ritenuto pericoloso, principalmente perché gli incidenti aerei sono devastanti e fanno clamore. Peraltro i piloti hanno sempre temuto soprattutto i viaggi in macchina per andare e venire dagli aeroporti.

Un altro fattore che influisce sulla disponibilità di esempi mentali è il nostro *punto di osservazione*. La nostra osservazione della realtà è parziale e selettiva, per cui i campioni che abbiamo in mente non rappresentano bene l'universo in esame. In ciascuna delle domande precedenti si può essere fuorviati dal fatto di essere esposti più a certe esperienze che ad altre. Ad esempio, la presenza di immigrati africani varia da una regione all'altra, per cui uno può elaborare una statistica mentale abbastanza efficace per la propria regione, ma non trasferibile all'Italia. È la ragione per cui le persone comuni che stanno bene tendono a sottostimare l'incidenza delle malattie, mentre le persone che stanno male o hanno parenti o amici che stanno male tendono a sovrastimarla, cosa che a volte fanno anche gli operatori sanitari a contatto quotidianamente con la malattia.

C'è poi l'*effetto memoria*: gli esempi che ci vengono più facilmente in mente sono quelli che ricordiamo meglio. L'oblio tende perciò a ridurre la frequenza stimata degli eventi. È la ragione per cui è più facile indurre a tenere comportamenti autoprotettivi o ad assicurarsi una persona che ha appena avuto un parente morto di infarto, mentre è sempre più difficile convincerlo via via che passa del tempo.

Il medico si avvale dell'euristica della disponibilità quando, senza rifarsi alle evidenze della letteratura, giudica frequenza e probabilità di malattie, sintomi, effetti collaterali di farmaci e altri fatti clinici in base alle casistiche della propria esperienza che gli vengono in mente. Così proprio l'esperienza accumulata finisce per essere una fonte di errori.

Spesso i medici ripongono molta fiducia nella propria esperienza clinica, pensano che basti consultare la propria memoria per sapere che cosa aspettarsi e di conseguenza inquadrare i problemi e decidere. Non si rendono conto di far ricorso all'euristica della disponibilità, né di quanto questa sia insidiosa. Siccome la loro mente funziona come quella di tutti gli altri, finiscono per giudicare più probabili gli eventi clinici che hanno visto più di recente o che si notano di più, perché gravi o inusuali.

Poses e Anthony (1991), in un lavoro sull'accuratezza delle diagnosi di batteriemia, hanno visto che alcuni medici sovrastimavano la probabilità di emoculture positive, perché tornavano loro facilmente in mente i casi di batteriemia che avevano visto. È naturale, dal momento che le setticemie sono drammatiche e di riscontro non comune. Poses e Anthony ricordano che un vecchio monito dei maestri invita a non cercare le "zebre" al posto dei "cavalli": le malattie che ci colpiscono di più sono più presenti alla nostra mente, ma noi dobbiamo badare alla realtà.

Ai medici sembrano più frequenti di quello che sono anche quegli eventi che capitano più spesso alla loro osservazione. Il punto di osservazione in medicina è molto condizionante: l'esperienza di un medico è solo la sua esperienza ed è diversa a seconda che operi in un servizio o nell'altro, che abbia un'utenza o un'altra, che sia in un piccolo centro di periferia o in un grande centro di eccellenza.

Per evitare di cadere preda dell'euristica della disponibilità il medico, anziché basarsi solo sull'esperienza, dovrebbe andare a consultare continuamente la letteratura, persino quando è alle prese con attività che svolge da sempre. Anche la letteratura già letta merita di essere riletta ogni volta che se ne presenta l'occasione, dal momento che i dati nella nostra memoria non sono disponibili allo stesso modo che in un testo. Un grande aiuto viene anche dagli altri: le informazioni non disponibili nella mia memoria possono arrivare a me da colleghi, altri operatori o dagli stessi pazienti. I limiti dell'euristica della disponibilità si superano anche aumentando il numero di menti esplorate.

PREVEDERE GLI EFFETTI COLLATERALI DELLA CHEMIOTERAPIA

La sicurezza della chemioterapia in oncologia rappresenta un problema assai delicato, dal momento che i farmaci sono particolarmente tossici e gli errori gravidi di conseguenze. Si sa che fare affidamento semplicemente sulla preparazione degli operatori, vale

continua ▶▶▶

a dire sulla memoria delle persone, è troppo rischioso (Rogers, 1999). In un buon servizio di oncologia tutto il personale dovrebbe avere facile accesso a protocolli, linee guida e testi di riferimento stampati o on-line e di fatto dovrebbe abitualmente accedervi prima di agire. Si sa anche che è importante una "pratica cooperativa", in cui i vari operatori si confrontano e controllano assieme e in cui si tende a coinvolgere gli stessi pazienti e i loro cari, informandoli e corresponsabilizzandoli.

Un aspetto importante della gestione della sicurezza nella chemioterapia è prevedere gli effetti collaterali, in modo da aspettarseli, riconoscerli, monitorarli e, ove occorre, intervenire prontamente. Gli operatori oncologici spesso presumono di sapere quali effetti collaterali può dare un farmaco e di essere in grado anche di stimarne le probabilità, per il solo fatto che ne hanno pratica. Di fatto le loro stime sono generalmente viziate dall'euristica della disponibilità.

Ad esempio, gli effetti cardiotossici sono spesso sottostimati, per il semplice fatto che abitualmente sono tardivi e cadono sotto l'osservazione dei cardiologi, che d'altra parte spesso ignorano i precedenti oncologici. Per fare un altro esempio, nausea e vomito vengono a volte sovrastimati. Più precisamente si tende a considerare alto il rischio di questi effetti collaterali anche in farmaci a potenziale emetigeno basso (livello 1: <10%) o moderatamente basso (livello 2: 10-30%). Il punto è che il rischio emetigeno è saliente (il paziente che vomita si lamenta, non passa inosservato) ed è ben presente nella mente dell'operatore, anche perché si è organizzati per la terapia antiemetica.

È una buona pratica tenere sempre a portata prospetti della tossicità dei chemioterapici, che riportino l'incidenza dei vari effetti collaterali, e consultarli ogni volta che quei farmaci vengono usati. Ad esempio, è sufficiente rileggere le tabelle dei rischi di cardiotossicità o emetigeni per evitare stime errate. È buona pratica anche confrontarsi tra operatori sui possibili effetti collaterali prima di somministrare un farmaco. È utile infine informare dettagliatamente pazienti e accompagnatori. Lungi dall'essere fonte di problemi gestionali, come alcuni credono, gli utenti informati sono di aiuto. Possono avvertire gli operatori, cosa importante non solo quando l'effetto collaterale compare a domicilio, ma anche se interviene in ospedale, dove per la loro fugacità o per difetti di sorveglianza possono sfuggire.

Euristica della rappresentatività. Un espediente per formulare giudizi di probabilità consiste nel considerare più probabili gli eventi che più si accordano con le rappresentazioni del mondo che abbiamo. Kahneman e Tversky (1973) fornivano ai soggetti brevi descrizioni di persone come la seguente.

Jack è un uomo di 45 anni. È sposato e ha figli. In genere è piuttosto prudente, scrupoloso e ambizioso. Non ha interesse per problemi politici e sociali e passa la maggior parte del suo tempo libero dedicandosi ai suoi numerosi hobby, tra i quali piccoli lavori di falegnameria, la vela e rompicapi matematici.

Nonostante sapessero che la descrizione era stata estratta a caso tra quelle di 70 ingegneri e 30 avvocati, per i soggetti Jack aveva il 90% di probabilità di essere un ingegnere. La probabilità che fosse un ingegnere restava del 90% anche quando si diceva che la descrizione era stata presa tra quelle di 30 ingegneri e 70 avvocati. Il punto è che la descrizione di Jack corrisponde allo stereotipo dell'ingegnere ed è su questa rispondenza che si basa il giudizio di probabilità.

Spesso nei ragionamenti clinici ci si lascia suggestionare dal quadro clinico e si valutano le probabilità degli eventi in base a quanto concordano con questo. Ad esempio, se un esame risulta negativo ed è tipico che sia negativo nella condizione morbosa che ipotizziamo, siamo portati a pensare che la diagnosi è confermata senza interrogarci più di tanto sulla sensibilità e la specificità dell'esame. In linea di massima bisogna guardarsi da quei ragionamenti in cui si dice "è compatibile con…": rischiano di essere viziati dall'euristica della rappresentatività.

Legata all'euristica della rappresentatività è la cosiddetta *fallacia della congiunzione*. Per il calcolo delle probabillità la probabilità che due eventi accadano assieme non può essere superiore alla probabilità che ciascuno ha di verificarsi, in quanto la probabilità composta è il prodotto delle probabilità e il prodotto di due frazioni (o percentuali) è sempre inferiore a ciascuna di esse. Le persone però tendono a ignorare questo principio. Le azioni composte (Tom sceglie la facoltà di giornalismo e se ne pente) sono abitualmente stimate più probabili delle semplici (Tom sceglie la facoltà di giornalismo) e più componenti ci sono, più la stima è alta (Slovic, Fischhoff e Lichtenstein, 1976). Probabilmente la ragione va cercata nel fatto che abitualmente ci rappresentiamo le vicende come intrecci di eventi, non come eventi isolati. Di conseguenza le congiunzioni di eventi sembrano più in accordo con le nostre rappresentazioni del mondo e sono stimate più probabili.

Tversky e Kahneman (1983) hanno posto a medici questo quesito.

Una paziente di 50 anni ha avuto un'embolia polmonare documentata angiograficamente. Ritenete più probabile che la paziente accusi
1) emiparesi?
2) dispnea ed emiparesi?

Nove medici su dieci sceglievano (2), cadendo nella fallacia della congiunzione. Qui a fuorviare è il fatto che, mentre la dispnea è un sintomo tipico dell'embolia, l'emiparesi è atipica. Questo spinge a scartare l'emiparesi e a scegliere la combinazione di dispnea ed emiparesi che presenta almeno un elemento congruo, senza tener conto del fatto che le combinazioni sono di base meno probabili degli eventi singoli.

Euristica dell'ancoraggio. Quando dobbiamo stimare una probabilità, spesso ci troviamo sprovvisti di elementi per valutare. Allora assumiamo un riferimento, recuperato dalla memoria o ottenuto documentandoci o suggeritoci dalla situazione, e ci basiamo su quello. Ad esempio, per valutare la probabilità di arrivare in due ore in una località di vacanza possiamo riferirci all'ultima volta che abbiamo fatto il viaggio e correggere la stima perché quella volta era venerdì e oggi è mercoledì.

Sebbene abbia una qualche efficacia, l'euristica spesso è fuorviante. Un motivo di errore è che i riferimenti scelti sono a volte inadeguati. Tversky e Kahneman (1974) presentavano ai soggetti un semplice problema.

$$8\ 3\ 7\ 3\ 6\ 3\ 5\ 3\ 4\ 3\ 3\ 3\ 2\ 3\ 1$$
$$1\ 3\ 2\ 3\ 3\ 3\ 4\ 3\ 5\ 3\ 6\ 3\ 7\ 3\ 8$$

Quale di queste due moltiplicazioni produce il risultato maggiore?

I due prodotti sono uguali, giacché i fattori sono gli stessi: si tratta di serie degli stessi numeri in ordine inverso. Spesso però i soggetti giudicavano minore il secondo prodotto. Notavano che il numero dei fattori era lo stesso nei due casi (le serie sono di eguale lunghezza), dopo di che basavano il giudizio sul fatto che la seconda serie comincia con un numero più basso.

L'euristica dell'ancoraggio può portarci fuori strada anche perché tendiamo a correggere in maniera insufficiente le stime iniziali: aggiustiamo il peso delle informazioni nuove che consideriamo in modo da discostarci poco dal primo giudizio. Tversky e Kahneman (1974) chiedevano a dei soggetti di stimare il numero di paesi africani appartenenti alle Nazioni Unite, precisando se il loro numero era maggiore o minore di un numero dato. I soggetti fornivano stime basse se il numero dato era basso, alte se era alto. Evidentemente facevano fatica a scostarsi dal riferimento sulla base delle proprie conoscenze in materia o di altre considerazioni.

Per via dell'euristica dell'ancoraggio il medico nei ragionamenti clinici deve guardarsi dalle conclusioni cui è pervenuto e dalle sue stesse conoscenze di medicina. Una volta che abbiamo formulato una diagnosi, tenderemo a restarci ancorati sottovalutando la probabilità di ipotesi alternative. Dinanzi a un sintomo nuovo poco congruo saremo portati – la nostra mente funziona così – a rivedere insufficientemente la probabilità che la nostra spiegazione del quadro clinico risponda al vero.

Frequenze e probabilità che il medico ha appreso con i suoi studi e la sua esperienza possono divenire riferimenti cui si resta ancorati. Si spiega così un'impressionante studio condotto negli anni Trenta dalla *Child Health Association*. Venti pediatri visitarono 400 bambini di 11 anni non ancora tonsillectomizzati e consigliarono la tonsillectomia nel 45% dei casi. Si chiese poi a pediatri diversi da quelli che li avevano visitati di valutare l'opportunità della tonsillectomia nei bambini ai quali non era stata consigliata. L'indicazione dell'intervento si attestò ancora intorno al 45%. A una terza visita i bambini che non erano stati ancora indirizzati alla tonsillectomia furono considerati bisognosi di intervento ancora nel 45% circa dei casi. Se stiamo pensando che lo studio riflette i limiti di una medicina oggi superata, dobbiamo tener presente che risultati analoghi sono stati ottenuti in ricerche recenti (Ayanian e Berwick, 1991).

L'euristica dell'ancoraggio rende in parte ragione di certi limiti e ricadute negative dei protocolli. L'uso di protocolli ha migliorato molto la pratica clinica. Tuttavia l'attaccamento rigido al protocollo, il tipico comportamento del *protocol doctor* è in ultima analisi una forma di incompetenza medica. Uno dei problemi prodotti dall'attaccamento ai protocolli è che si finisce per sottostimare evenienze non in linea con questi.

Giudizi emotivi. Sembra che noi proiettiamo il nostro umore nei giudizi di probabilità. Chi sta provando emozioni positive giudica più probabili gli eventi positivi e chi ne sta provando di negative i negativi (Wright e Bower, 1992). Generalmente i medici si sforzano di essere professionalmente freddi per non rischiare di variare le stime di probabilità che quotidianamente fanno in ragione del loro stato emotivo. Un rapido esame del proprio stato emotivo, magari all'inizio del lavoro o quando capita qualche evento emotigeno, dovrebbe far parte della pratica professionale.

Il fatto di desiderare un evento falsa la percezione della probabilità che ne abbiamo. Possiamo sia farci prendere dal *wishfull thinking* e considerarlo più probabile di quel che è, sia sottostimarne la probabilità per paura di perdere ciò che desideriamo. Il paziente è spesso preda del gioco dei desideri. Se, ad esempio, aspetta i risultati di un test di una grave malattia, potrà oscillare tra il sovrastimare e il sottostimare la probabilità che sia negativo, a seconda che predomini l'ottimismo o la paura.

I medici non sono esenti dal *wishfull thinking*. A volte sono riluttanti a diagnosticare una patologia gravida di conseguenze negative, mentre altre si accaniscono a indagare per escluderla.

Deviazioni dal teorema di Bayes. L'incertezza si controlla per gradi, raccogliendo informazioni nuove e rivedendo via via alla luce di queste le stime di probabilità iniziali. Immaginiamo di tornare a casa e di vedere dell'acqua sul pavimento. Pensiamo a una perdita nell'impianto idraulico. Prima di vedere l'acqua giudicavamo molto bassa la probabilità di una perdita idraulica a casa nostra, mentre ora è per noi molto alta. Dando un'occhiata in giro non vediamo segni di perdite. Scopriamo invece di aver lasciato aperta una finestra che dà sul giardino. Ci ricordiamo allora che in passato ragazzi che giocavano nella piazza antistante sono penetrati in giardino per raccogliere il pallone. Ecco che diviene molto più probabile l'ipotesi che la casa sia stata allagata da loro attraverso la finestra, magari per gioco. Tutte le indagini, da quelle comuni della vita quotidiana a quelle raffinate di certe attività professionali, tra cui la medicina, sono iter di progressivo aggiornamento delle stime di probabilità in ragione delle informazioni nuove.

Rivedere le probabilità alla luce delle informazioni nuove è un compito impegnativo. Dobbiamo combinare in qualche modo le probabilità degli eventi antecedenti all'emergere delle informazioni nuove con le probabilità successive. La procedura razionale ideale è prescritta dal teorema di Bayes, matematico inglese del Settecento. La formula di Bayes[1] consente di calcolare la probabilità a posteriori a partire dalla probabilità a priori o di base e dalla probabilità condizionata. La probabilità a posteriori è quella di cui alla fine tener conto (quanto sono probabili le varie ipotesi sui motivi dell'allagamento?); la probabilità a priori è quella iniziale (quanto è probabile che una casa come la mia si allaghi?); la probabilità condizionata è la probabilità che un evento osservato (l'acqua per terra o la finestra aperta) si verifichi nel caso in cui l'ipotesi (la perdita o l'allagamento intenzionale) sia vera.

In ogni caso, anche se non facciamo calcoli con la formula di Bayes, dovremmo tener conto sia delle probabilità a priori, sia delle condizionate, cioè pesare vuoi la tendenza generale dell'evento a verificarsi, vuoi la sua tendenza a verificarsi nel caso specifico che le informazioni raccolte configurano. Invece spesso ci fissiamo su uno solo dei due elementi.

In alcuni casi le persone mostrano una tendenza conservatrice: restano ancorate alle probabilità iniziali e sottostimano le informazioni nuove. Edwards (1968) presentava ai soggetti due buste, una con 70 gettoni rossi e 30 blu e una con 70 blu e 30 rossi. Ne sceglieva una a caso, faceva pescare un gettone dopo l'altro e chiedeva ogni volta qual era la probabilità che si trattasse della busta a prevalenza rossa o blu. Calcolata secondo il teorema di Bayes, dopo l'estrazione del primo gettone la probabilità che si tratti di una busta o dell'altra si allontana da quella di base (50%) del 20% (70% o 30%), ma i soggetti la correggevano all'incirca del 10% (60% o 40%). Quando le probabilità calcolate erano vicine al 100% e allo 0% i soggetti erano ancora fermi al 75% e al 25%.

In altri casi accade il contrario: l'informazione nuova viene sovrastimata e si manifesta una tendenza a ignorare la probabilità a priori. Cimentiamoci con il problema del taxi blu di Tversky e Kahneman (1980).

Si è verificato un incidente notturno con omesso soccorso in cui è stato coinvolto un taxi. In città ci sono due compagnie di taxi: una di taxi verdi, una di blu.
L'85% dei taxi sono verdi e il 15% blu. Un testimone ha dichiarato che il taxi coinvolto era blu. Il tribunale ha controllato l'attendibilità del testimone in situazioni simili a quelle dell'incidente verificando che questi è accurato nell'80% dei casi e sbaglia nel restante 20%.
Qual è la probabilità che il taxi coinvolto nell'incidente fosse davvero blu?

Solitamente le persone giudicano la probabilità che il taxi fosse blu superiore al 50%, mentre è decisamente inferiore. Proviamo a fare un semplice ragionamento. Prendiamo 100 taxi: 85 saranno verdi e 15 blu. Siccome la sua accuratezza è dell'80%, il testimone indicherà correttamente 12 taxi blu (l'80% di 15). Prenderà però erroneamente per blu ben 17 taxi verdi (il 20% di 85). Nel complesso il testimone vedrà 29 taxi blu, sbagliando nel 59% dei casi e indovinando nel 41%. Precisamente il 41% è la probabilità che il taxi dell'incidente sia blu. Il punto è che noi diamo troppo peso a quell'80% di accuratezza, senza tener conto che la probabilità di base la fa crollare, per il semplice fatto che ci sono molti più taxi verdi e che un 20% di taxi verdi incide più dell'80% di taxi blu.

Sembra che ci lasciamo catturare dalle probabilità iniziali o dalle informazioni nuove a seconda della rilevanza che attribuiamo alle une o alle altre (Bar-Hillel, 1980, 1983). Negli esperimenti di Edwards per i soggetti è importante la probabilità di base, dato che hanno visto lo sperimentatore scegliere a caso tra le due buste. Nel problema del taxi blu balza invece in primo piano l'accuratezza del testimone nelle prove effettuate dal tribunale, mentre perde importanza il rapporto tra i due tipi di taxi.

Accade lo stesso nella pratica medica. Nel caso di malattie molto rare (ad esempio, una miastenia) o molto frequenti (un'influenza in corso di epidemia) tendiamo a farci guidare dalle probabilità di base. Quando invece ci affidiamo a un esame per la diagnosi, tendiamo a farci guidare da questo. Eddy (1982) ha sottoposto a 100 medici un quesito sulla probabilità di un cancro al seno.

Una paziente ha un nodulo al seno che, vista l'anamnesi e l'esame obiettivo, con buona probabilità è benigno. Si può stimare del 99% la probabilità che sia benigno. Si richiede una mammografia, che dà esito positivo. La sensibilità della mammografia è alta: 80% di veri positivi e 20% di falsi negativi. È alta anche la specificità: 90% di veri negativi e 10% di falsi positivi.
Qual è la probabilità che la paziente abbia un cancro al seno?

La maggior parte dei medici (95 su 100) la stimava alta, attorno al 75%, mentre è 10 volte più bassa, del 7% circa. I medici sopravvalutavano il peso della mammografia e sottovalutavano quello della probabilità di base che il nodulo fosse maligno. Come le persone alle prese con il problema del taxi blu si concentravano sull'informazione nuova, trascurando la vecchia. Ragionando come nel problema dei taxi blu arriviamo facilmente a capire perché la probabilità si aggira intorno al 7%.

Su 1000 donne in analoghe condizioni 10 (l'1%) avranno un tumore maligno del seno e 990 (il 99%) non lo avranno. Delle 10 col tumore 8 (l'80% di veri positivi) avranno una mammografia positiva, ma avranno una mammografia positiva anche 99 delle 990 donne senza tumore (il 10% di falsi positivi). Nel complesso il test sarà positivo in 107 casi, di cui 8 veri positivi e 99 falsi positivi. Perciò la probabilità che la paziente abbia un tumore maligno è di 8 su 107 pari al 7% circa. Anche in questo caso è decisivo il fatto che le donne senza tumore nella popolazione sono molte di più e di conseguenza fanno aumentare di molto i falsi positivi.

Difetti di pensiero bayesiano. Il teorema di Bayes parte dal presupposto che l'incertezza si controlla mettendo assieme informazioni vecchie e nuove e facendo un calcolo complessivo in cui le varie informazioni incidono a seconda del loro peso. Questo presupposto trova rispondenza nel modo in cui abitualmente ci muoviamo in rapporto alla realtà. Praticamente mai l'evidenza si impone, né abitualmente è possibile raccogliere informazioni risolutive. Siamo costretti a costruire le nostre certezze combinando informazioni che, prese da sole, lasciano nel dubbio.

Pensare in modo bayesiano significa accettare questo stato di cose, sapere che l'incertezza va ridotta gradatamente e andare in cerca di informazioni che, pur con i loro limiti, in qualche misura possano farci progredire. Comunemente però non tendiamo a pensare in modo bayesiano. È forte la tentazione di mettersi in cerca dell'informazione cruciale, di quel dato, scoperto il quale, l'incertezza si dissolve. Siccome l'informazione cruciale solitamente non esiste, la tendenza a cercarla sfocia spesso in errori. Si scambia per cruciale un'informazione che non lo è e si finisce per fare una stima sbagliata.

In medicina capita che ci si metta alla ricerca di informazioni cruciali e si sottovaluti il valore del cumulo di informazioni non decisive. Ai fini di uno screening diagnostico, ad esempio, molti segnali deboli ben ponderati possono essere più significativi di un esame cui si assegna grande importanza. Mettiamo che l'esame abbia una sensibilità del 75%. Vuol dire che avremo il 25% di falsi negativi, cioè che 25 persone su 100 affette da quella malattia ci sfuggiranno. È un grave errore allora basare lo screening esclusivamente su quell'esame. Molto meglio mettere assieme ai risultati dell'esame tanti altri indicatori probabilistici facilmente reperibili (il rischio ereditario, legato all'età, a caratteristiche fisiologiche, ecc.) e fare un calcolo bayesiano.

Accentuazione

Abitualmente categorizziamo: invece di trattare i singoli oggetti come fossero unici, li raggruppiamo in insiemi cognitivamente equivalenti, che la nostra mente tratta allo stesso modo.[2] La categorizzazione ci consente di padroneggiare la complessità del mondo: sarebbe drammatico, ad esempio, operare mentalmente sugli oltre 7 milioni di sfumature di colori distinguibili. Grazie alla categorizzazione poi possiamo ragionare in astratto e arrivare a livelli sempre più elevati di conoscenza. Una volta che abbiamo costruito una categoria, possiamo trattare tutto ciò che contiene come un blocco solo e operare mentalmente su di essa (facendo collegamenti, confronti, ragionamenti, ecc.) con risparmio di risorse e prestazioni intellettive superiori.

C'è però il problema che le cose del mondo generalmente sfumano gradatamente le une nelle altre, mentre le categorie sono discrete: un oggetto o sta nell'una o nell'altra. Perciò dobbiamo in qualche modo forzare la realtà dentro le nostre categorie.[3] L'accentuazione è il risultato di questa forzatura. Consiste nella tendenza a esagerare le differenze tra esemplari di categorie diverse (sovrastima intercategoriale) e a minimizzare le differenze tra gli oggetti appartenenti alla stessa categoria (sottostima intracategoriale).

Tajfel e Wilkes (1963) con un famoso esperimento hanno dimostrato che basta creare categorie artificiali per ottenere l'effetto di accentuazione (figura nella pagina seguente). Ai soggetti si chiedeva di stimare le differenze di lunghezza tra 8 linee disposte in due raggruppamenti di quattro. Ai soggetti del gruppo sperimentale i due raggruppamenti venivano presentati etichettati con

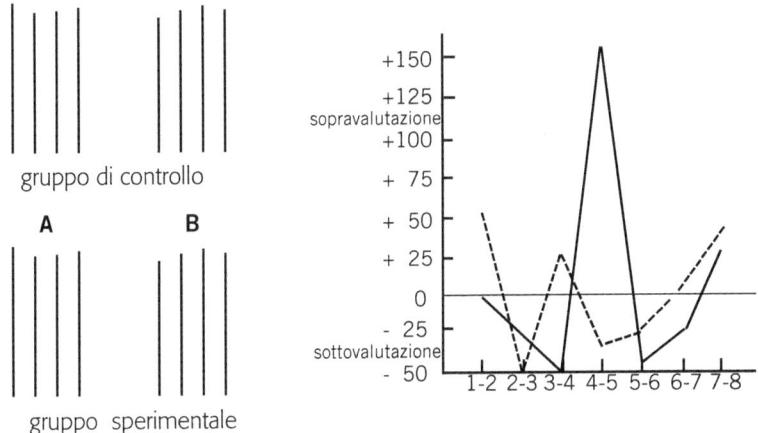

Effetto di accentuazione ottenuto creando categorie artificiali.

Ai soggetti del gruppo sperimentale venivano presentati due insiemi di linee come al gruppo di controllo, con la sola differenza che erano etichettati con lettere. Se guardiamo i risultati riportati nel grafico, ci rendiamo conto che i soggetti del gruppo sperimentale (linea continua) rispetto a quelli del controllo (linea tratteggiata) esageravano vistosamente le differenze tra la quarta e la quinta linea, quelle al confine tra i due raggruppamenti. Dalle parti periferiche del grafico emerge anche la tendenza del gruppo sperimentale a sottostimare le differenze tra le linee di uno stesso raggruppamento.

lettere dell'alfabeto, a quelli del gruppo di controllo senza etichette. Quando i raggruppamenti erano etichettati, comparivano sovrastima intercategoriale e sottostima intracategoriale: i soggetti esageravano le differenze tra linee di raggruppamenti diversi e sottostimavano quelle tra linee dello stesso raggruppamento.

L'accentuazione è di grande interesse nella vita sociale, dove le persone appartengono sempre a qualche raggruppamento. È così, ad esempio, che i burocrati ci sembrano simili tra loro e decisamente diversi dai professionisti o dagli imprenditori.

In medicina capita abitualmente che i quadri clinici riferibili alla stessa patologia appaiano più simili di quanto effettivamente siano e quelli di patologie diverse più dissimili. L'accentuazione torna utile per fare diagnosi e ordinare a livello concettuale l'esperienza clinica, ma può indurre a misconoscere le peculiarità dei singoli casi.

Può derivarne un'applicazione rigida di linee guida, protocolli o di quanto appreso con la pratica clinica. Non ci si accorge che quel caso che si ha davanti è diverso da altri che pure vanno sotto la stessa etichetta diagnostica e si omette di trattarlo in modo individualizzato, discostandosi in parte dalle regole generali che dettano la condotta in quella categoria clinico-patologica. L'accentuazione è uno dei fattori (accanto ad altri, anche di economia delle risorse mentali o squisitamente emotivi) all'origine di quell'ancoraggio miope ai protocolli che caratterizza il cosiddetto *protocol doctor*, che paradossalmente si ritrova più frequentemente proprio negli ambiti che più richiedono attenzione alla complessità e flessibilità, come l'oncologia.

L'accentuazione può essere anche alla base di errori diagnostici. A volte accade che la sottostima intracategoriale ci porti a escludere erroneamente che il caso che abbiamo davanti possa rientrare in una data categoria diagnostica: ci appare troppo diverso dal quadro canonico o tipico che abbiamo in mente. Altre volte si verifica il contrario: per via della sovrastima intercategoriale stentiamo a renderci conto che il nostro caso in realtà non va inquadrato nella categoria diagnostica che abbiamo ipotizzato, ma va collocato in un'altra. Non vediamo lo sfumare delle categorie diagnostiche l'una nell'altra e di conseguenza i casi di confine ci ingannano.

Certo molto dipende dagli studi e dalle esperienze cliniche accumulate. Tuttavia, più che la quantità e la ricchezza di studi e esperienze, conta il modo in cui le informazioni sono state elaborate e immagazzinate.[4]

Correlazione illusoria

Correlare eventi senza fondati motivi. I medici fanno esperienza di correlazioni illusorie dei pazienti. Un paziente, ad esempio, può convincersi che il dolore addominale avuto durante la notte sia dovuto ai peperoni mangiati la sera, mentre si tratta di un'ulcera duodenale.

Per arrivare a stabilire con sicurezza se tra due eventi c'è una correlazione significativa, cioè se si associano in maniera non casuale, in teoria occorrerebbero complessi procedimenti statistici. Bisognerebbe costruire un campione adatto, condurre accurate osservazioni e applicare ai dati raccolti le tecniche di analisi bivariata: costruire tabelle a doppia entrata e diagrammi di dispersione, che consentono di visualizzare il rapporto tra le due variabili in esame e calcolare, servendosi delle relative formule, coefficienti come la r di Pearson. Ancor più difficile è arrivare a concludere che due eventi sono legati da un rapporto di causa-effetto. Due fatti possono presentarsi associati con frequenza significativa senza che l'uno influisca sull'altro: potrebbe esserci un terzo fatto che è causa di tutti e due. A un'indagine statistica possiamo scoprire che più danni fanno gli incendi, più alto è il numero delle autopompe accorse. Di qui però non si deduce che sono le autopompe a fare i danni: sappiamo bene che è la gravità dell'incendio a determinare sia l'entità dei danni, sia l'alto numero di autopompe che accorrono.

Ovviamente non abbiamo bisogno di avviare uno studio ogni volta che ci chiediamo se due eventi sono correlati. Possiamo applicare al caso specifico il sapere scientifico, che è fatto di correlazioni e nessi causali stabiliti con fondamento. Il medico connette gli eventi della pratica clinica rifacendosi ai nessi individuati nella ricerca. Lo stesso fanno ingegneri, geologi, chimici e altri professionisti che fondano la pratica sulla scienza.

Nonostante sia così complicato stabilire se due eventi sono collegati, nei ragionamenti di tutti i giorni rintracciamo correlazioni con grande facilità. Non facciamo nulla di ciò che fanno gli statistici o gli scienziati di mestiere quando conducono uno studio correlazionale, né applichiamo un sapere scientifico. Ciononostante concludiamo che un evento è associato all'altro o addirittura che l'uno è causa dell'altro. Si tratta di correlazioni illusorie, senza fondate ragioni, che somigliano a un tirare a indovinare. Come giustamente è stato osservato (Shweder, 1977), il concetto scientifico di correlazione non è intuitivo e si può apprendere soltanto con uno studio specialistico. Tutti noi tendiamo ad applicare invece un concetto intuitivo di correlazione molto meno rigoroso.

Rischi e benefici di collegare illusoriamente. Le correlazioni illusorie sono spesso problematiche. Il paziente che attribuisce il dolore notturno ai peperoni potrebbe rinviare il consulto medico e conseguentemente la diagnosi e il trattamento dell'ulcera. Tuttavia, come tutti i *biases*, la correlazione illusoria è funzionale. Stiamo camminando nel corridoio di un ufficio. Attraverso la porta aperta vediamo che in una stanza c'è una signora in cima a una scala. Fatto qualche passo, quando ormai la porta non si vede più, sentiamo un gran rumore. Torniamo indietro a vedere se la signora è caduta dalla scala? Pensare che il rumore sia dovuto alla caduta della signora è una correlazione illusoria, ma benvenuta la correlazione illusoria: senza rischiamo di omettere un soccorso. Immaginiamo ora di star camminando in un sobborgo di Londra. È sera e la strada è praticamente deserta. Vediamo arrivare da lontano un tale, robusto, di colore. Alla nostra destra c'è un bar. Ci entriamo?

Nella vita sociale dobbiamo essere pronti e previdenti. Non importa se in molti casi sbagliamo per eccesso e vediamo correlazioni dove non ci sono: l'importante è non sbagliare per difetto lasciandoci sfuggire quelle che ci sono e contano per noi. Ecco perché le correlazioni illusorie sono utili. D'altro canto è evidente il potenziale rischio della correlazione illusoria nei due episodi raccontati. In un caso potremmo invadere la privacy dell'impiegata senza motivo, nell'altro alimentiamo i nostri pregiudizi sociali e indulgiamo a comportamenti discriminatori.

Perché facciamo correlazioni illusorie. A produrre la correlazione illusoria possono concorrere vari meccanismi della nostra mente.

• *Tendenza alla conferma*. È possibile che il paziente che ha sofferto di dolore notturno si sia convinto che sono stati i peperoni, perché si è ricordato che anche altre volte ha avuto disturbi dopo aver mangiato i peperoni. Senonché si è concentrato sui casi in cui ha mangiato i peperoni e si sono verificati i disturbi, trascurando tutti i casi in cui ha mangiato i peperoni senza disturbi o ha avuto i disturbi senza aver mangiato i peperoni. Solo il confronto tra le varie evenienze consentirebbe una valutazione obiettiva, mentre a noi sembra sufficiente registrare i casi in cui c'è correlazione, senza badare agli altri. È per via della tendenza alla conferma, che ci spinge a considerare le prove a favore della correlazione e a trascurare le contrarie.

SINTOMI E MALATTIE

La tendenza a concentrarsi sui casi di correlazione è stata messa in evidenza con grande chiarezza in uno dei primi studi sulla correlazione illusoria, condotto da Smedslund (1963) in ambito medico, sulle correlazioni tra sintomi e malattie. A un gruppo di infermieri venivano mostrate tabelle a doppia entrata con i dati statistici utili a stabilire se

| | | MALATTIA Y | | |
		presente	assente	totale
SINTOMO X	presente	37	33	70
	assente	17	13	30
	totale	54	46	100

un dato sintomo e una data malattia erano correlati o meno.
Nell'analisi statistica le tabelle a doppia entrata si usano perché visualizzano le frequenze delle varie combinazioni e facilitano un giudizio obiettivo: basta avere l'accortezza di esaminare tutte le caselle. Gli infermieri della ricerca di Smedslund consideravano però solo i dati della casella dove sintomo e malattia erano entrambi presenti e di conseguenza spesso si convincevano di correlazioni che non c'erano. Avevano davanti gli altri dati, sarebbe bastato

continua ◗◗◗

prenderli in esame per arrivare a conclusioni esatte, ma non li ritenevano interessanti. I risultati di Smedslund sono stati confermati in altre ricerche e si è visto anche che il problema non sta nella scarsa abitudine a leggere le tabelle, ma nella tendenza a dar peso solo alle prove a favore della correlazione.

Se badiamo solo alla casella presente-presente (in alto a sinistra), risalta il fatto che il sintomo è presente in 37 casi di malattia su 54 (nel 68,5% dei casi) e che su 70 persone che hanno il sintomo 37 (il 52,8%) hanno la malattia. Se esaminiamo però la casella in basso a sinistra (sintomo assente-malattia presente), ci rendiamo conto che in 17 casi su 30 (nel 57%) c'è la malattia e non il sintomo: evidentemente il sintomo non è poi tanto frequente in quella malattia. Passando alla casella in alto a destra (sintomo presente-malattia assente), notiamo che su 46 persone che non hanno la malattia, il sintomo è presente in ben 33 (il 71,7%): evidentemente il sintomo è generico, cioè compare anche in altre malattie.

Lo studio di Smedslund deve far riflettere. La competenza clinica dipende molto dalla capacità di non concentrarsi sulle prove a favore delle correlazioni: il bravo clinico ha in mente i casi in cui sintomi e malattie sono dissociati oltre che quelli in cui sono associati. Diversamente il medico rischia di farsi un'idea errata dei quadri clinici e degli elementi su cui basare le diagnosi. Ad esempio, il reumatologo del caso del falso Behçet, esaminato nel capitolo precedente (cfr. pag. 27-28), nel fare diagnosi di Behçet ha dato un certo peso all'antigene HLA-B51. Se avesse analizzato più a fondo il valore di questo segno, si sarebbe accorto che sono molte di più le persone che hanno l'HLA-B51 e non hanno il Behçet, di quelle che hanno l'antigene e hanno il Behçet.

• *Euristica della rappresentatività.* Il paziente che ha attribuito al cibo il dolore notturno forse è stato influenzato dai suoi preconcetti sui peperoni. È piuttosto diffusa infatti l'idea che i peperoni siano indigesti. Al momento di stabilire se due eventi sono correlati solitamente ci lasciamo suggestionare da idee che abbiamo su com'è fatto il mondo, adottiamo cioè l'euristica della rappresentatività. Rifarsi a rappresentazioni del mondo sarebbe una strategia razionale se utilizzassimo le regolarità scoperte dalla scienza, ma noi ci serviamo di rappresentazioni di senso comune.

• *Euristica della disponibilità.* Il paziente può essersi basato anche sul fatto che i peperoni gli sono subito venuti in mente: evidentemente nella statistica della sua personale esperienza l'associazione peperoni-dolore addominale doveva essere significativa. Se ha pensato così, ha adottato l'euristica della disponibilità. Ma le sue osservazioni sono significative? Una persona comune ha modo di vedere abbastanza casi di dolori di quel tipo da farsi un'idea dei fattori che abitualmente vi si associano? Riesce a dare rilievo a ciò che conta? O resta impressionato da elementi marginali? E poi ricorda? Ricorda allo stesso modo le varie esperienze? Ecco che l'euristica della disponibilità tradisce.

UN LIMITE DEI TEST PSICOLOGICI

I test psicologici di tipo proiettivo, nonostante paradossalmente siano molto usati, sono screditati sul piano scientifico, specie se non operativizzano i concetti e non prevedono sistemi standardizzati di valutazione, ma si basano su interpretazioni globali soggettive. Questi test finiscono per fornire più informazioni sulle idee o sui preconcetti dell'esaminatore che sulla psicologia degli esaminati. Una ragione per cui i test proiettivi sono poco affidabili è che le interpretazioni sono abitualmente cariche di correlazioni illusorie. L'esaminatore si convince che certe risposte al test sono connesse a certe caratteristiche psicologiche del soggetto, ma a un'analisi statistica la correlazione tra i due eventi non risulta.

In classici studi i coniugi Chapman hanno studiato le interpretazioni che gli psicologi danno nel test della figura umana, che consiste semplicemente nel far disegnare una persona di sesso maschile e una di sesso femminile (Chapman e Chapman, 1967, 1969). Hanno visto che gli psicologi tendono a individuare correlazioni che non trovano riscontro a un esame statistico dei dati. Si basano soprattutto su convinzioni suggestive (occhi grandi e spalancati indicano sospettosità, orecchie di forma atipica preoccupazione di maldicenze, testa grande preoccupazione per la propria intelligenza, ecc.), cui sono attaccati e che spesso condividono con un certo numero di colleghi: è principalmente l'euristica della rappresentatività a fuorviarli.

continua ▶▶▶

Il peso dell'euristica della rappresentatività si spiega probabilmente perché nell'interpretazione di test proiettivi come quello della figura umana sono in voga interpretazioni simboliste dotate di notevole potere suggestivo. Ci si basa su sensi simbolici dei contenuti (ad esempio, la testa indica l'intelligenza o la razionalità), anziché su caratteristiche formali e obiettivamente riscontrabili delle risposte (ad esempio, il grado di sofisticazione del disegno). A volte però hanno un certo peso anche la tendenza alla conferma e l'euristica della disponibilità: lo psicologo che interpreta le risposte al test dovrebbe sempre chiedersi se per caso la persona che ha di fronte non smentisca le sue ipotesi sul test e non dovrebbe fare affidamento sui casi che ricorda, ma sulle statistiche.

I Chapman hanno messo a confronto interpretazioni date da psicologi professionisti e interpretazioni fornite da inesperti e hanno visto che erano sostanzialmente concordanti. Evidentemente il parere che lo psicologo ci dà in questi casi è un parere di senso comune, che chiunque potrebbe darci. L'unica differenza è che lo psicologo fa parte di una cultura professionale e il suo è un parere condiviso da un certo numero di suoi colleghi. I Chapman hanno visto anche che le convinzioni degli psicologi erano ostinate: anche quando si mostravano loro i dati statistici che le smentivano continuavano a difendere le loro interpretazioni. A sbagliare e a ostinarsi sono soprattutto gli psicologi che utilizzano interpretazioni simboliste, le più suggestive. Evidentemente essere dei professionisti non vaccina automaticamente dalle tendenze della nostra mente.

Effetti distorsivi degli schemi

Strumenti di comprensione che ci condizionano. Per comprendere la realtà che ci circonda ci serviamo di schemi.[5] Si tratta di strumenti cognitivi, grazie ai quali colleghiamo le esperienze nuove alle conoscenze pregresse e così riconosciamo e diamo senso a ciò che percepiamo. In linea di massima uno schema è un insieme di conoscenze raccolte e organizzate in vista di un determinato compito cognitivo, che si tratti di comprendere qualcosa o di svolgere un'attività.

Al momento di comprendere la realtà gli schemi sono preziosi: senza saremmo immersi in un flusso caotico di novità e tutto ci apparirebbe incomprensibile e privo di senso. Tuttavia gli schemi ci condizionano potentemente: una volta che ne abbiamo assunto uno, tendiamo a prendere in considerazione le informazioni compatibili con quello e a trascurare le incompatibili. Adattiamo la realtà allo schema e finiamo per deformarla.

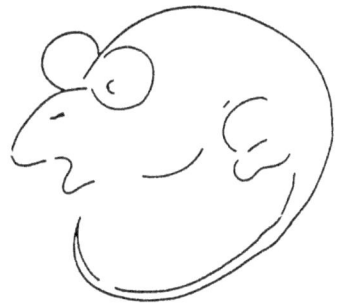

Uomo-topo ((da B.R. Bugelski & D.A. Alampay, 1961)

Guardiamo la figura: è il noto uomo-topo. A seconda dello schema che adoperiamo, possiamo vedere un uomo calvo con gli occhiali o un topo con una lunga coda. Ciascuno schema ci porta a valorizzare determinati elementi e a trascurarne altri, col che la realtà viene piegata a quel che pensiamo di vedere.[6] Per scorgere l'uomo, in particolare, dobbiamo dar poco peso alla riga sulla guancia (la pancia del topo) o alla macchia sul naso (l'occhio del topo) o trovare un modo fantasioso di interpretarle (cicatrici? graffi? sporco? licenze del disegnatore?).

Vedere quello che ci aspettiamo di vedere. Un articolo uscito sul *The Minneapolis Tribune* e riportato da J.P. Spradley (1980) racconta un episodio di cronaca sconvolgente.

Tre poliziotti che venerdì facevano un massaggio cardiaco e somministravano ossigeno a una donna vittima di un attacco di cuore sono stati assaliti da una folla di settantacinque-cento persone le quali, a quanto pare, non si erano rese conto di ciò che i poliziotti stavano facendo. Altri poliziotti tennero a bada la folla, costituita per la maggior parte da ispanici residenti nella zona, fino a quando arrivò un'ambulanza. Gli agenti dissero che avevano cercato di spiegare alla folla che cosa facevano, ma la gente evidentemente pensava che essi picchiassero la donna.

Come mai gli ispanici che avevano assistito alla scena avevano visto un pestaggio e non un massaggio cardiaco? Intuitivamente lo capiamo, ma altra cosa è analizzare i meccanismi alla base dell'errore di comprensione della realtà.

Riflettere sulla figura dell'uomo-topo ci aiuta a capire che non basta che uno schema sia presente nella nostra mente per funzionare. Occorre che sia attivato sul momento. Se in un primo tempo avevamo visto l'uomo, non appena abbiamo letto che era possibile vedere un topo, questo ci è apparso. Il suggerimento proveniente dal testo ha attivato nella nostra mente lo schema del topo e la comprensione della figura è cambiata.

Ecco profilarsi un primo meccanismo alla base del fraintendimento degli ispanici che hanno assistito alla scena del massaggio cardiaco. Avevano attivato lo schema del poliziotto che aggredisce, non del poliziotto che soccorre. Del resto gli ispanici erano una minoranza etnica emarginata, abituati a vedere istituzioni e poliziotti come avversari.

Per capire il fraintendimento degli ispanici dobbiamo anche tener presente che la situazione non era facile da comprendere. C'erano ambiguità e contraddizioni. Ad esempio, i poliziotti erano intorno alla donna, ma al tempo stesso tenevano a bada la folla, quelli intorno alla donna picchiavano sul torace, anche se poi adoperavano una bombola d'ossigeno. D'altra parte la gente non aveva tutte le informazioni necessarie a inquadrare la vicenda: era capitata lì quando già i poliziotti avevano iniziato la rianimazione e non sapeva che la donna si era sentita male. C'era poi concitazione, fretta di arrivare a decifrare la situazione, cose che impedivano un accurato approvvigionamento di informazioni e un'attenta valutazione degli elementi disponibili. In generale gli schemi attivi nella nostra mente fanno sentire maggiormente il loro peso quando interpretare le cose è difficile. È nelle situazioni in cui la comprensione è ostacolata (dall'ambiguità, dalla carenza di informazioni, dalla fretta) che finiamo per vedere quello che ci aspettiamo di vedere.

CHE TIPO È IL SUPPLENTE?

In un classico esperimento di Kelley (1950) si diceva agli studenti di un corso di economia che il loro professore in un gruppo di discussione in programma sarebbe stato sostituito da un docente esterno. Si avvertiva anche che alla fine sarebbe stato chiesto un parere sul modo di rapportarsi agli allievi del supplente, dato che il Dipartimento stava raccogliendo dati sull'attività didattica. Per facilitare il compito degli studenti venivano fornite loro alcune note biografiche sul docente che avrebbe tenuto il gruppo di discussione. Le informazioni contenute nelle note erano uguali per tutti, con un'unica differenza: una metà degli studenti aveva un testo in cui si parlava di "una persona piuttosto fredda", l'altra di "una persona molto affabile".

Gli studenti che si aspettavano un docente freddo giudicarono il supplente effettivamente meno affabile degli altri. Le impressioni ricevute furono in linea con le aspettative create. Eppure quegli studenti avevano visto in azione lo stesso docente nello stesso gruppo di discussione. Va osservato che la situazione non era di facile decifrazione. In fin dei conti gli studenti avevano solo un gruppo di discussione per farsi un'idea del supplente, non erano nella condizione di chi ha a che fare con il proprio professore per un intero corso. Perciò gli schemi attivati dalle note lette influivano maggiormente.

Ostinarsi a spiegare i fatti inspiegabili. Nella pratica clinica capita spesso di trovarsi dinnanzi a fatti che non si sanno spiegare. Lasciarli senza spiegazione, sebbene a volte sia inevitabile, è pericoloso. Quei fatti, come la riga sulla guancia e la macchia sul naso nella figura dell'uomo-topo (pag. 67), possono essere il segno che esiste uno schema alternativo di interpretazione della situazione. Una volta che li abbiamo spiegati, può darsi che ci confermiamo nella lettura che avevamo dato del caso. Può darsi anche però che finiamo per vedere le cose in ben altro modo.

In un paziente in trattamento con chemioterapici cardiotossici si stanno monitorando eventuali effetti cardiaci mediante marcatori biochimici. Si segue il protocollo di determinare la troponina prima dell'infusione, subito dopo, a 24, 48, 72 ore e dopo un mese. Per eccesso di zelo si determinano anche i peptidi natriuretici. Mentre la troponina resta sempre nella norma, questi si innalzano significativamente subito dopo l'infusione per ritornare alla norma a 24 ore. Ci sono buoni motivi per pensare che il paziente non abbia avuto un risentimento cardiaco. Ma come spiegare il picco di peptidi natriuretici? I medici decidono di non lasciare il fatto senza spiegazione e, dopo aver studiato il problema e averne discusso, arrivano a una spiegazione convincente: il paziente ha effettuato al momento dell'infusione una premedicazione con 16 mg di desametasone, che ha liberato i peptidi. L'ipotesi che il cuore non abbia risentito del chemioterapico resta confermata e non c'è bisogno di cambiare schema. La spiegazione in linea teorica avrebbe potuto portare però a conclusioni diverse e sarebbe stato un errore non cercarla.

Una paziente, che lamenta astenia, dispepsia e dimagramento, tra gli altri esami esegue un'ecografia addominale. È tutto nella norma, salvo il fatto che si nota una dilatazione dei calici renali di sinistra. Il reperto viene lasciato senza un'effettiva spiegazione: liquidato come di possibile riscontro in una donna. A distanza di mesi la paziente sviluppa un grave quadro patologico con linite plastica dello stomaco, carcinomatosi peritoneale, ascite e cachessia. Si tratta di metastasi di un carcinoma lobulare invasivo della mammella (ILC), che era rimasto occulto. Adesso il reperto lasciato senza spiegazione si spiega. Nei relativamente rari casi (peraltro ormai ben descritti in letteratura) in cui si manifesta con un quadro di metastasi viscerali, il carcinoma mammario dà tipicamente stenosi dell'uretere, specie a sinistra, da metastasi sottosierose con conseguente pielectasia (Feun et al., 1979; Harake et al., 2001). Certo pretendere di pensare a un carcinoma mammario metastatico semplicemente sulla base di una pielectasia sinistra e di qualche altro elemento di sospetto (astenia, dispepsia, dimagramento, mastopatia fibrocistica, ecc.) è forse troppo. I casi limite però sono paradigmatici. L'ostinazione inoltre può fare miracoli: per gradi, passo dopo passo, può condurre a conclusioni inaspettate.

In medicina ostinarsi a spiegare i fatti inspiegabili è una buona regola, che può servire a usare al meglio gli schemi del sapere medico, sfruttandone il potenziale strumentale senza farsene troppo condizionare. Un modo efficace di esprimere la regola è: "non si lasciano fili pendenti".

Preoccuparsi di attivare gli schemi giusti. Nella pratica clinica, al momento di inquadrare le situazioni e decidere, è importante avere attivi gli schemi giusti. Non basta che questi facciano parte del bagaglio delle nostre conoscenze: devono essere attivi in quel momento. Se non abbiamo attivi gli schemi giusti, mentre magari ne sono attivi altri, anche se possediamo quegli schemi, rischiamo di non vedere quel che va visto e semmai di vedere altro. Che non ci accorgiamo di qualcosa o che scambiamo una cosa per l'altra, in ogni caso sbagliamo.

Parlando dell'euristica della disponibilità (cfr. pag. 45 e segg.) abbiamo insistito sulla buona regola di andare a consultare continuamente la letteratura e di confrontarsi con gli altri, anche quando si è alle prese con pratiche lungamente sperimentate. Leggere e rileggere i testi, così come ragionare con i colleghi, non serve solo a valutare correttamente le probabilità che certi eventi si verifichino, ma anche ad attivare gli schemi giusti. Se ci basiamo solo sulle conoscenze pregresse e sull'esperienza, rischiamo di avere attivi nella nostra mente gli schemi dei problemi clinici più salienti o che più spesso cadono sotto la nostra osservazione o più recenti, cioè gli schemi più disponibili. Non è detto però che siano quelli utili nel caso che abbiamo davanti. Se invece facciamo del caso lo spunto per tornare a studiare o per discutere con i colleghi, è assai probabile che attiveremo schemi pertinenti.

La regola vale in modo particolare nelle situazioni cliniche delicate, dove i rischi sono alti, i problemi complessi, i tempi stretti. Prendiamo il caso già discusso (cfr. pag. 48-49) degli effetti collaterali della chemioterapia. Qui è importante – del resto è diffusamente raccomandato a livello internazionale – avere a portata di mano e andare sistematicamente a rivedere prospetti dettagliati delle tossicità, come pure non lesinare il confronto con gli altri. Altrimenti si corre il rischio di non accorgersi di effetti che ci sono e che potrebbero giovarsi di interventi o addirittura di vedere effetti che non ci sono, interpretando male gli indizi.

Diffidare delle situazioni in cui la comprensione è ostacolata. Attivare gli schemi giusti è particolarmente importante nelle situazioni cliniche in cui una chiara comprensione dei fatti è ostacolata da ambiguità e contraddizioni, carenza di informazioni, urgenza e fretta. In questi casi è importante anche impegnarsi quel tanto che occorre per approfondire le analisi: raccogliere informazioni, riflettere, discutere con gli altri, chiarire ambiguità e contraddizioni. L'urgenza non deve dar luogo a una comprensione *quick and dirty* e sfociare in cecità mentale, ma stimolare la velocità di elaborazione e produrre un'intelligenza tanto rapida quanto incisiva.

Un paziente sta effettuando la seconda infusione di un taxano. Dopo un quarto d'ora dall'inizio insorgono improvvisamente affanno, rash pruriginoso, dolore e obnubilamento del sensorio. Questi sintomi dovrebbero far pensare a una reazione di ipersensibilità di tipo 1, anche perché non è stata effettuata a dovere la premedicazione cortisonica. Il passaggio successivo dovrebbe essere valutare se è necessario proseguire il trattamento con taxani e, nel caso, prendere precauzioni per la somministrazione successiva. Invece le cose non vanno così.

Non appena si sente meglio, il paziente riesce a suonare il campanello. Arriva l'infermiere, che pensa si tratti di nausea e di vomito imminente. È tratto in inganno dal fatto che i sintomi ormai stanno svanendo e che abitualmente quando viene chiamato è per il vomito. Perciò l'infermiere si affretta a mettere sul letto una bacinella dove vomitare. A questo punto si affaccia il medico, che vede una situazione relativamente tranquilla, nota la bacinella, non fa una ricostruzione anamnestica dell'accaduto e si limita a prescrivere un antiemetico. Notiamo che sia l'infermiere che il medico si sono trovati in una situazione in cui la comprensione era ostacolata: non disponevano delle informazioni necessarie, c'erano ambiguità (il medico in particolare ha visto la bacinella) e avevano urgenza di prendere una decisione.

Probabilmente le cose sarebbero andate diversamente, se medico e infermiere avessero avuto attivi gli schemi giusti, se avessero letto e ragionato assieme prima dell'infusione: i taxani in assenza di premedicazione presentano un rischio di reazione di ipersensibilità significativo (25-30%), paragonabile, se non superiore al rischio emetigeno (10-30%). Sarebbero andate diversamente anche se ci fosse stato un atteggiamento più indagatore, più teso ad approfondire.

Autoconvalida

Quando l'evidenza non basta a farci cambiare idea. Una volta che ci siamo formati una convinzione, tendiamo a conservarla a dispetto delle prove contrarie. È come se le convinzioni maturate si rafforzassero da sé e tendessero a divenire inattaccabili: è l'autoconvalida, detta anche di *errore di persistenza* (Lord, Lepper e Preston, 1984).

Il fenomeno è stato messo in evidenza in varie ricerche. In un classico lavoro Jones et al. (1968) hanno dato un'elegante dimostrazione sperimentale di quanto siano tenaci le prime impressioni nei giudizi interpersonali. Due gruppi di soggetti sperimentali osservavano uno studente che rispondeva a trenta quesiti a scelta multipla. In entrambi i casi lo studente rispondeva correttamente alla metà dei quesiti, solo che dinnanzi a un gruppo

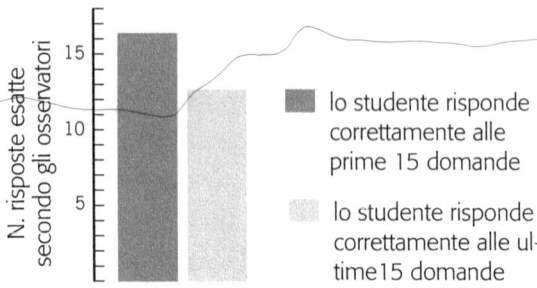

Risultati dell'esperimento di Jones e coll. sull'autoconvalida

La persistenza della prima impressione falsava anche il conteggio del numero di risposte esatte.

indovinava i primi quindici, mentre dinnanzi all'altro indovinava gli ultimi quindici. Come mostra il grafico (vedi figura), i soggetti del primo gruppo, oltre a formarsi un giudizio molto più lusinghiero dello studente, erano anche convinti che avesse risposto correttamente a più domande. Evidentemente è difficile correggere il giudizio basato sulle prime risposte: del resto il rischio di sopravalutare l'avvio c'è in ogni esame e il docente esperto sa che può cadere vittima di errori del genere.

Come riusciamo a restare attaccati alle nostre idee. Alla base dell'autoconvalida ci sono diversi meccanismi, che possono agire anche in combinazione. Il più semplice è la *tendenza alla conferma*: una volta raggiunta una conclusione, raccogliamo selettivamente i dati che la confermano e trascuriamo quelli che possono contraddirla (cfr. pag. 13). Ad esempio, se abbiamo appena acquistato una vettura, per restare dell'idea che abbia buone prestazioni, possiamo molto semplicemente andare a leggere sulle riviste specializzate tutto ciò che conferma la nostra convinzione e lasciar perdere il resto. Sfogliando le riviste non ci sarà difficile orientare convenientemente la lettura.

Nonostante i nostri sforzi di badare a ciò che ci conferma, fatti in grado di smentire le convinzioni maturate a volte si impongono alla nostra attenzione. L'autoconvalida è ancora possibile, solo che occorre una strategia più complessa, di *reinterpretazione*. Nella comprensione della realtà possiamo rivedere anche radicalmente il senso delle cose con un processo top-down, dall'alto in basso. Adottiamo un altro punto di vista e i fatti acquistano un diverso significato. Questa elasticità della comprensione della realtà può essere usata per diventare impermeabili alle novità. Se penso, ad esempio, che Andrea è una persona interessata e gli vedo compiere un atto di generosità, posso trovare nella situazione elementi per pensare che ne abbia un tornaconto e così confermarmi nella mia idea.

Nel caso in cui un dato in contrasto con le nostre convinzioni venga assunto senza essere reinterpretato, se sfugge alla guardia dei processi di comprensione top-down, possiamo ancora ricorrere a *costrutti di autoconvalida*. Elaboriamo ragionamenti e spiegazioni supplementari, in modo che il dato nuovo venga inglobato, reso inoffensivo e la visione precedente è salva.

Un costrutto di autoconvalida, descritto da due teorici dell'argomentazione, Perelman e Olbrecht-Tyteca (1952), è la *relega in un campo inattivo*. Ammettiamo che i dati contrari ci sono, ma li spogliamo del potere di confutare le nostre idee perché per qualche ragione li consideriamo non pertinenti. Ad esempio, la gente di un certo credo politico giustifica molte incoerenze dei propri leader relegandole nella sfera privata: "è contro la disuguaglianza sociale e frequenta ristoranti di alto livello, ma non c'entra, perché è un buongustaio". I campi inattivi per funzionare devono essere largamente condivisi. Negli Stati Uniti la reputazione di Clinton, che aveva approfittato sessualmente di una stagista della Casa Bianca, alla fine si è salvata, perché l'opinione pubblica statunitense, tradizionalmente puritana, è cambiata e ha cominciato a pensare che le faccende sessuali contano poco quando si tratta di giudicare i presidenti.

La *recinzione* è un altro costrutto che consiste nel limitare la portata di una teoria o convinzione a un ambito di esperienza. Il dato in contrasto viene accettato, ma collocato fuori dall'area recintata, per cui la teoria è pur sempre valida. Ad esempio: "sono una persona del tutto tranquilla, finché non mi fanno proprio arrabbiare".

L'introduzione di un fattore perturbante chiama in causa un'interferenza che non avevamo considerato e che ha determinato il fatto inaspettato. La nostra teoria resta valida in linea generale: il caso specifico che la contraddice è un'eccezione dovuta alla perturbazione. Ad esempio: "sarei arrivato in perfetto orario, se non ci fosse stato un traffico incredibile".

I costrutti di autoconvalida non si ritrovano solo nel pensiero comune, ma anche nel pensiero magico e in scienza (Di Giovanni, 1985). Nella magia è abituale giustificare i fallimenti dei guaritori chiamati a liberare un malato dallo spirito penetrato in lui dicendo o che si tratta di uno spirito troppo potente (recinzione) o che c'è l'interferenza di una stregoneria o di una fattucchieria (introduzione di un fattore perturbante). D'altra parte in storia della scienza si registrano ragionamenti logicamente identici. Nel XVIII secolo si scoprì che il moto del pianeta Urano non era conforme alle leggi di Newton fin lì ampiamente confermate. Ci fu chi sostenne che le leggi di Newton valevano da Urano in giù (recinzione) e chi che c'era l'interferenza di un pianeta non osservato (introduzione di un fattore perturbante). LeVerrier calcolò il punto dove avrebbe dovuto trovarsi la fonte di perturbazione, puntò il cannocchiale e scoprì Nettuno. Il *bias* aveva portato a un'importante scoperta, oltre che a preservare la fisica classica.

Quando le nostre convinzioni riguardano noi stessi, gli altri o più in generale la vita sociale, possiamo autoconvalidarle anche con i nostri comportamenti: anziché annullare le evidenze contrarie, produciamo evidenze a favore. Penso che un collega sia sgarbato, ogni volta che lo incontro lo tratto con freddezza, a cominciare dal fatto che lesino il saluto, il collega è indotto a essere davvero sgarbato con me. È una strategia che rientra nel fenomeno che il sociologo Merton ha chiamato *profezia che si autoadempie*: le convinzioni generano aspettative, le aspettative generano comportamenti, i comportamenti aumentano la probabilità che si verifichi proprio ciò che ci aspettiamo. Il noto *effetto Pigmalione*, descritto da Rosenthal e Jacobson (1968), mostra come l'autoconvalida attraverso i comportamenti possa assumere proporzioni sociali significative. In una scuola elementare i ricercatori, dopo aver somministrato agli allievi test di intelligenza, segnalarono agli insegnanti alcuni talenti per i quali si prevedeva un alto rendimento scolastico. Le segnalazioni erano state fatte a caso, ma gli insegnanti trattarono quegli allievi (prestarono loro più attenzione, li incoraggiarono, ecc.) in modo tale che effettivamente ebbero buoni risultati.

Luci e ombre dell'autoconvalida. L'autoconvalida espone evidentemente a errori: se siamo rigidi e ciechi dinanzi alle informazioni che emergono, rischiamo di restare ancorati a convinzioni sbagliate. Tuttavia abitualmente è funzionale. Analogamente alla tendenza alla conferma ha l'effetto di rafforzare il nostro sé: le convinzioni che conserviamo sono le nostre e se resistono vuol dire che le nostre idee sono buone (cfr. pag.14-16). C'è da dire poi che grazie all'autoconvalida il sapere può acquistare consistenza, strutturarsi e accumularsi. Se dovessimo rivedere in continuazione teorie e convinzioni, saremmo in perenne rivoluzione e mancherebbe quel minimo di stabilità per avere una crescita cumulativa della conoscenza.

Il problema non sussiste solo per il singolo, ma anche per i saperi della tradizione e per la stessa scienza. Se da un lato gli scienziati dovrebbero essere pronti a rivedere le proprie tesi non appena dovessero affacciarsi smentite, dall'altro ripensamenti continui rischierebbero di disgregare la scienza. La presenza dell'autoconvalida in scienza non sta solo a testimoniare il carattere umano dell'impresa scientifica: è in parte funzionale alla stessa produzione scientifica.[7] Possiamo pensare che grazie alle autoconvalide degli astronomi del Settecento le leggi di Newton sono state considerate valide ancora per qualche tempo, il che ha consentito alla fisica astronomica di consolidarsi. Una delle autoconvalide ha avuto anche la fortuna di farci scoprire Nettuno. Si può obiettare che, se quegli astronomi fossero stati più coraggiosi, saremmo arrivati prima alla relatività. Ma nel Settecento c'erano le condizioni per un salto simile?

Convinzioni cliniche dure a morire. L'autoconvalida si insinua facilmente nel lavoro mentale del clinico. Abitualmente si fa fatica a mettere in discussione le prime diagnosi: per farlo dobbiamo vincere la resistenza della nostra mente. I meccanismi dell'autoconvalida rendono forte l'ipotesi diagnostica formulata. Ad esempio, se una storia di emitiroidectomia e una ptosi palpebrale ci hanno fatto sospettare un'ipotiroidismo, andando avanti con l'anamnesi e l'esame clinico tenderemo naturalmente a badare all'astenìa, all'apatìa, alla voce grave e nasale e a tutti quei sintomi che si accordano con l'ipotesi di ipotiroidismo. Dinanzi a un sintomo che non quadra o non quadra bene, ad esempio, una magrezza spiccata, potremo introdurre un fattore perturbante: c'è però una disfagia di origine gastro-esofagea.

Certo a un esame più accurato emergeranno elementi capaci di indirizzare con più chiarezza. A volte però si insiste nell'autoconvalida anche dinanzi a evidenze importanti. Ad esempio, se T_3, T_4 e TSH risultano nella norma, seppure ai limiti inferiori, possiamo pensare che una sola determinazione non può farci escludere un'ipotiroidismo lieve che si manifesta solo in condizioni di aumentato fabbisogno di ormone. Stiamo servendoci di una relega in un campo inattivo: i risultati di questo esame non contano. Si tratta di un costrutto di autoconvalida, che – come nel caso della scoperta di Nettuno – può anche portarci a un risultato corretto, ma che comunque rende poco razionale la nostra procedura.

In casi del genere, andando avanti, generalmente le cose si chiariscono. L'autoconvalida però tende a ridurre il ventaglio delle ipotesi alternative considerate o per lo meno a rallentare l'esplorazione di ipotesi alternative. Quando, come spesso accade, il tempo è importante, l'autoconvalida è un ostacolo.

Problemi analoghi si pongono nella valutazione delle terapie, dove capita che si tardi a tornare indietro nel caso di trattamenti scarsamente efficaci o con effetti collaterali. I meccanismi di autoconvalida aiutano anche a comprendere un fenomeno sconcertante: alquanto spesso i medici restano ancorati alle concezioni maturate nella pratica, anche se queste contrastano con le evidenze scientifiche e con quanto si trova in linee guida e protocolli. L'autoconvalida influisce anche nel rapporto col paziente, ad esempio nella valutazione della compliance: i medici tendono ad avere idee piuttosto rigide sulla propensione dei pazienti a collaborare e a volte le loro aspettative sono profezie che si autoadempiono.

È FACILE SMASCHERARE
UN FALSO MALATO MENTALE?

Rosenhan (1973), in una ricerca sul campo piuttosto discutibile sul piano etico ma di indubbio interesse, ha messo alla prova la capacità del personale di dodici cliniche per malattie mentali di riconoscere finti pazienti. Chiese a persone sane di presentarsi nelle cliniche psichiatriche dichiarando di sentire delle voci, cioè di soffrire di un tipico disturbo schizofrenico. Una volta ricoverate, le persone si comportavano normalmente e nelle anamnesi e nei colloqui clinici raccontavano le esperienze della propria vita in tutta sincerità. Nessuno dei finti pazienti venne smascherato e tutti furono dimessi con diagnosi di schizofrenia.

Rosenhan intendeva raccogliere prove empiriche che potessero far luce nel dibattito – vivo negli anni '60 e '70 – tra psichiatria e antipsichiatria. Da un lato i fautori della psichiatria sostenevano che la malattia mentale ha la stessa consistenza di una malattia fisica e si può diagnosticare affidandosi all'analisi dei sintomi e a precisi parametri. Dall'altro i fautori dell'antipsichiatria sostenevano che la malattia mentale è una costruzione sociale, una definizione che la società applica a persone che vivono in modo particolare e vengono a trovarsi in particolari posizioni in seno ad essa. Oggi il dibattito psichiatria-antipsichiatria ha perso interesse, anche perché i più pensano che le malattie mentali siano al tempo stesso disturbi reali di cui le persone soffrono e costruzioni sociali. La ricerca di Rosenhan però, con i suoi risultati sconvolgenti, resta di grande interesse, perché mostra chiaramente come l'autoconvalida influenzi i giudizi clinici.

La diagnosi di schizofrenia veniva posta a partire dal riscontro di un tipico disturbo e veniva mantenuta anche di fronte all'evidenza di persone che si comportavano normalmente nel corso della de-

continua ▶▶▶

genza. Com'è possibile? Hanno avuto un ruolo importante interpretazioni ad hoc dei dati. Una volta che il finto paziente aveva dichiarato di sentire le voci, psichiatri e psicologi attivavano gli schemi interpretativi della schizofrenia e tendevano a leggere comportamenti e racconti di vita sulla base di questi. Ad esempio, è tipico che la persona sofferente di schizofrenia sia affettivamente instabile. Se un paziente raccontava che mentre nella prima infanzia era stato più legato alla madre, nella seconda si era legato più al padre, questo fatto, di per sé normale, veniva inteso come testimonianza dell'instabilità affettiva schizofrenica. Data la responsabilità che avevano, gli psichiatri delle cliniche preferivano poi sbagliare in eccesso, facendo diagnosi di schizofrenia quando la schizofrenia non c'era, piuttosto che sbagliare in difetto e non curare una persona sofferente di schizofrenia. La medicina difensiva ha fatto la sua parte. Inoltre sembra abbia giocato il meccanismo della profezia che si autoadempie: i finti pazienti, venivano trattati da malati, cosa che li rendeva insolitamente nervosi e li faceva apparire agli occhi dei medici non del tutto normali.

Al fatto che finti pazienti uscissero dalle cliniche con diagnosi di schizofrenia ha contribuito poi la tendenza ad allinearsi alla diagnosi dei colleghi. Chi non aveva fatto in prima persona la diagnosi era portato ad accettarla senza porsi troppi dubbi. Questa tendenza conformistica si regge, oltre che sull'autoconvalida, sull'*hindsight*, il "senno di poi", che fa apparire più probabile ciò che è accaduto (o si crede sia accaduto).

Hindsight

L'onnipotenza del senno di poi. Dopo l'attacco alle Torri Gemelle alcuni hanno detto che poteva (e doveva) essere previsto. Ma che cosa ne pensavano prima? Probabilmente giudicavano l'evento estremamente improbabile, se non impensabile. Avevano cambiato idea, anche se magari non se ne rendevano conto ed erano pronti a sostenere di averla sempre pensata così. A produrre questi subdoli cambiamenti di giudizio è l'*hindsight*, la "visione retrospettiva", il "senno di poi". È un *bias* caratterizzato dal fatto che nel valutare la probabilità di eventi già accaduti ci lasciamo influenzare da ciò che sappiamo su come di fatto si sono sviluppate le vicende (Fischhoff, 1975). Più precisamente ciò che è accaduto ci sembra più probabile di quanto non fosse. Se il *bias* agisce con forza, arriviamo a pensare che gli esiti erano praticamente scontati, che le cose, a ben guardare, non potevano andare diversamente. Tutti i fattori di incertezza, che oggettivamente quando la vicenda è cominciata erano presenti, passano in secondo piano. Prevale l'idea che gli sviluppi della vicenda sono logici e potevano essere previsti.

Fischhoff ha dimostrato l'*hinsdight* sperimentalmente, facendo leggere ai soggetti storie e riscontrando che gli sviluppi erano giudicati più prevedibili nella condizione di *hindsight*, quando erano noti, che nella condizione di *foresight*, quando erano ignoti. Facendo fare a dei soggetti delle previsioni e chiedendo dopo, a vicenda conclusa, di ricordare le previsioni fatte, ha visto che le persone correggono a posteriori i ricordi: tendono a credere di aver sempre visto le cose come le vedono ora.

Alla base dell'*hindsight* c'è la convinzione che le vicende siano deterministiche, cioè che rispondano a leggi e princìpi definiti e siano perciò interamente prevedibili: quel che è accaduto non poteva non accadere, date le circostanze. Pensare così semplifica le cose ed è rassicurante: si tratta di una credenza consolatoria, che favorisce l'illusione di non essere in balìa degli imprevisti. Questa visione però è errata, giacché la maggior parte delle vicende sono il risultato di processi stocastici, in cui intervengono variabili casuali. La stessa scienza non fornisce spiegazioni deterministiche degli eventi, ma più modestamente probabilistiche.

L'*hindsight* fa sentire il suo peso quando ragioniamo sui fatti di cronaca, sull'economia, sulla politica interna e internazionale. È importante anche nei rapporti interpersonali. Gli insuccessi, specie quelli degli altri, col senno di poi ci appaiono scontati e lo stesso i successi. Perciò, se le cose sono andate male, concludiamo che gli interessati non hanno saputo calcolare cose prevedibili e li riteniamo responsabili dell'insuccesso; se sono andate bene, gli interessati ai nostri occhi hanno poco merito, perché hanno previsto cose facili da prevedere.

L'hindsight in medicina. A causa dell'*hindsight* il medico è portato a giudicare più probabili e quindi più ovvie da fare le diagnosi già fatte. Arkes et al. (1981) hanno sottoposto a medici la descrizione di un caso clinico compatibile con quattro diverse diagnosi. A un gruppo (*foresight group*) veniva data la descrizione del caso clinico senza indicarne la diagnosi, mentre ad altri gruppi (*hindsight group*) si diceva prima qual era la diagnosi. I medici degli *hindsight group* tendevano sistematicamente a sovrastimare la probabilità della diagnosi che era stata indicata (vedi tabella qui sotto).

L'*hindsight* indotto dalla conoscenza delle diagnosi già fatte acquista interesse pratico quando un medico è chiamato a esprimere un secondo parere o prende in cura un paziente già seguito da altri. In questi casi tenderà ad allinearsi alla diagnosi precedente, sovrastimandone la probabilità. Lo stesso può accadere per le terapie: quelle già decise sembrano più ovvie di quanto le giudicheremmo se non fossero già state decise.

Gruppo	n	Diagnosi nota	ipotesi diagnostica			
			Sindrome di Reiter	Artrite batterica	Gotta	Epatite
Previsione	15	Nessuna	43,9	11,1	29,0	15,7*
Retrospettivo	15	Reiter	39,2 (7)	15,2	24,7	20,9
Retrospettivo	15	Artrite	36,7	31,0 (11)	10,0	22,3
Retrospettivo	15	Gotta	38,6	10,3	34,9 (7)	16,1**
Retrospettivo	15	Epatite	34,8	16,0	12,2	37,3* (13)

Le cifre tra parentesi indicano il numero di medici le cui stime per quella particolare diagnosi superano la stima corrispondente nel gruppo di previsione.
*Le cifre su questa riga non sommano a 100,00 a causa d un errore aritmetico commesso da un partecipante
**Le cifre su questa riga non sommano a 100,00 a causa dell'arrotondamento dei decimali

Effetto hindsight delle diagnosi note

Notiamo che, sebbene la sindrome di Reiter – la diagnosi corretta del caso in esame – sia sempre stimata di probabilità elevata, le diverse ipotesi tendono a essere valutate più probabili quando si sa che la diagnosi è quella.

Come giustamente osservano Arkes e i suoi collaboratori, l'*hindsight* incide sulla formazione. I medici si formano lavorando accanto a medici più esperti. Vedono i casi clinici e vedono le diagnosi e le terapie decise dai colleghi più esperti. Per via dell'*hindsight* queste scelte possono sembrare a loro più scontate di quanto non siano. Come conseguenza il medico potrebbe sopravvalutare le proprie capacità diagnostiche e terapeutiche, non rendendosi pienamente conto delle difficoltà che si incontrano quando si cerca di risolvere quei problemi clinici che abitualmente vede già risolti.

Il modello offerto da medici esperti è essenziale per la formazione clinica, ma operare costantemente all'ombra di un collega esperto rischia di rendere poco consapevoli delle proprie effettive capacità. Il medico in formazione dovrebbe conoscere questo rischio e dovrebbe essere aiutato a valutarsi con obiettività. È importante anche che possa esercitarsi a proporre diagnosi e terapia al buio, senza il confronto con le decisioni dei più esperti.

Dawson et al. (1988) hanno riscontrato l'*hindsight* nei partecipanti a conferenze clinico-patologiche. Nelle conferenze il medico prima analizza per proprio conto un caso e poi viene messo al corrente della diagnosi e se ne discute. Dawson e i suoi collaboratori hanno visto che la diagnosi corretta era considerata molto meno probabile prima che fosse conosciuta e molto più dopo. Siccome l'*hindsight* tende a cancellare il ricordo di quello che si pensava prima, c'è il rischio che i partecipanti alle conferenze valutino le proprie capacità su quello che hanno pensato una volta conosciuta la diagnosi, più che sui ragionamenti fatti prima. Per favorire il senso autocritico una strada potrebbe essere discutere prima che si conosca la diagnosi o prima e dopo, col che diventano più evidenti difficoltà e naufragi.

L'*hindsight* rende difficile imparare dagli errori. Se il medico sbaglia e tutto va bene, alla luce degli sviluppi lui e gli altri saranno portati a ridimensionare l'errore. Se invece sbaglia e tutto va male, a lui e agli altri sembrerà assurdo che sia stato commesso quell'errore, il che farà pensare a una responsabilità o a qualche causa di circostanza e allontanerà da un'analisi delle effettive ragioni. Caplan, Posner e Cheney (1991) hanno sottoposto ad anestesisti ventuno coppie di casi identici salvo che per il fatto che in uno la condotta scelta provocava un evento avverso che si risolveva, nell'altro un danno permanente. Quando l'avversità era temporanea, gli anestesisti tendevano a giudicare la condotta adottata appropriata, mentre la giudicavano inappropriata se c'era stato il danno. Eppure si trattava della stessa condotta nella stessa situazione.

La tendenza a valutare gli errori sulla base degli esiti complica la gestione del rischio clinico. Per ideare adeguate procedure di sicurezza occorre partire dall'analisi degli errori, ma l'analisi degli errori è viziata dal "senno di poi». Questa è una delle ragioni per cui è preferibile analizzare gli errori latenti, cioè quelli che non sono sfociati in incidente. Concentrandoci sugli errori latenti impariamo a vincere l'*hindsight.* Certi comportamenti vengono riconosciuti come inappropriati anche se tutto è andato bene. Inoltre c'è modo di rendersi conto che quei comportamenti sono normalmente in agguato. Lavorando sugli errori sfociati in incidenti corriamo invece il rischio di considerarli eccezionali: dovuti a grossolana negligenza o imperizia o a congiunture particolari.

L'*hindsight* influisce anche sul modo in cui dall'esterno vengono giudicati gli errori medici, spingendo a vederci più responsabilità di quante ve ne siano. Quando si è verificato un incidente, altri medici, periti, inquirenti, pubblico tendono a ragionare alla luce degli esiti che le scelte mediche hanno prodotto, anziché calarsi nelle situazioni originarie di scelta con tutte le incertezze di cui erano cariche. Può aiutarci un test adoperato da un vecchio maestro della medicina legale per saggiare l'acume professionale degli allievi.

Un signore si reca a un pronto soccorso dopo una colluttazione. Presenta escoriazioni al torace e all'addome e un'epistassi. Ha 52 anni. A parte una storia precedente di alcolismo, è in buona salute. Tamponata l'emorragia, viene tenuto in osservazione per 12 ore e poi dimesso. Durante l'osservazione vengono effettuati esami ematochimici, una radiografia del torace, una TAC del cranio. Tutto è nella norma. Giudichiamo la condotta del medico del pronto soccorso appropriata?

La maggior parte dei medici interpellati ritiene adeguata l'assistenza del pronto soccorso. Se però si dice che quel tale dopo 30 ore è morto per un'emorragia dovuta a un ematoma sottoglissoniano, i medici sostengono che, essendo un ex-alcolista, la complicanza doveva essere prevista e concludono che si può ravvisare una responsabilità del medico del pronto soccorso. Stanno trascurando però quanto sia difficile pensare ad un'ipotesi del genere se non si sa che la complicanza si è verificata.

Certamente prevedere l'emorragia dell'alcolista è una buona performance ed è giusto tendere in sanità a performance che abbassino sempre più l'incertezza degli esiti. Quando si attribuiscono responsabilità, a essere razionali, bisognerebbe però confrontare la performance del singolo caso con quella standard che il sistema fornisce in casi analoghi. Altrimenti si rischia di pretendere troppo dalle persone. Certi storici sono arrivati al punto di far apparire Napoleone un pivello in fatto di strategia militare, per via della campagna di Russia. Fuorviati dal "senno di poi", per ogni imprevisto, ogni obiettivo mancato, ogni insuccesso hanno creduto di vedere errori di previsione e di calcolo di Napoleone. Non è credibile però che uno storico possa capire di strategia militare dei primi dell'Ottocento più di Napoleone. In effetti gli storici più attenti hanno badato a descrivere l'incerto contesto in cui Napoleone si è trovato a maturare la sua scelta, più che ad affibbiare responsabilità.

Quando ci si trova a valutare le responsabilità professionali di un operatore sanitario, può essere di aiuto un test di sostituzione "al buio". Il problema viene sottoposto a un gruppo di colleghi, che ignorano la vicenda e ai quali non si danno informazioni sugli sviluppi successivi. Se la maggior parte di loro, nella medesima situazione del professionista inquisito, si sarebbe comportata allo stesso modo, diventa difficile ravvisare una responsabilità del singolo. Semmai, qualora alla luce delle conoscenze disponibili o della prudenza maturata con l'esperienza di questo e di altri eventi avversi analoghi fosse pensabile un comportamento diverso, è il sistema che va migliorato e lo standard che va elevato.

Tendenza alla positività

Sovrastimare il lato felice della vita. Abitualmente diciamo "quanto è largo il corridoio?" e non "quanto è stretto il corridoio?", diciamo "quanto è profondo il sentimento che provi?", non "quanto è superficiale?", "quanto è resistente la mensola?", non "quanto è fragile?". Il motivo è semplice: 'largo', 'profondo', 'resistente' stanno a indicare le dimensioni, che si chiamano per l'appunto larghezza, profondità, resistenza. Ma perché di solito queste dimensioni non si chiamano strettezza, superficialità e fragilità? In genere preferiamo indicare le dimensioni con i termini del verso che consideriamo positivo. Analogamente diciamo "ascensore", non "discensore", "carrello elevatore", non "abbassatore" oppure "ho paura di volare" e non "di precipitare". Questo fatto, messo in evidenza in varie ricerche e in diverse lingue, rientra in una tendenza più generale a esprimerci usando il più possibile termini positivi. I termini positivi nel parlare quotidiano sono usati più spesso dei negativi (Boucher e Osgood, 1969), si ricordano meglio (Clark e Card, 1969; Benjafield e Giesbrecht, 1973) e i bambini li imparano prima (Klatzky, Clark e Macken, 1971).

È stato messo in evidenza poi che i termini positivi vengono adoperati più spesso per descrivere fatti normali, mentre i negativi quando si parla di fatti non comuni, se non eccezionali (Zajonc, 1968). Se, quando ci chiedono "come stai?", rispondiamo "bene", l'altro penserà che stiamo normalmente, non che stiamo vivendo un momento di particolare benessere. Se invece rispondiamo "discretamente", facilmente chiederà che cosa c'è che non va.

Quando ironizziamo per dire ciò che pensiamo diciamo il contrario, con un tono di voce e dei modi che lasciano intendere che non è quella la nostra posizione. Solitamente esprimiamo però contenuti positivi (apprezzamenti, espressioni di soddisfazione, ecc.) al posto dei negativi (critiche, espressioni di insoddisfazione ecc.) e non viceversa (Clark e Gerrig, 1984). Ad esempio, diciamo "come ci siamo divertiti" per intendere che ci siamo annoiati. Capita eccezionalmente di dire "come ci siamo annoiati" per dire che ci siamo divertiti.

Il linguaggio è spia della tendenza alla positività, un *bias* che a volte viene indicato anche come *effetto Pollyanna*, dal nome della protagonista di una famosa storia per ragazzi di Eleanor Porter, che riusciva a vedere lati positivi in tutto. Consiste nel considerare gli eventi positivi più frequenti e più probabili dei negativi (Matlin e Stang, 1978; Lewicka,1985). Così abbiamo una visione del mondo in cui le cose buone e piacevoli sono la regola e formano lo sfondo, mentre le cattive e spiacevoli sono l'eccezione e formano aree circoscritte dentro lo sfondo. Ad esempio, la salute, la giustizia, il rispetto delle norme sociali caratterizzano ai nostri occhi la vita normale e la malattia, l'ingiustizia, la devianza sono anormalità occasionali.

Pregi e difetti della tendenza alla positività. La tendenza alla positività è utile, perché ci fa affrontare la vita con fiducia, coraggio e determinazione. Consolida il nostro senso di sicurezza e contribuisce alla nostra felicità: abbiamo l'impressione di vivere un'esistenza relativamente tranquilla e di fare un'esperienza che nel complesso è soddisfacente e merita di essere vissuta. La tendenza alla positività favorisce anche gli sforzi di migliorare la nostra esistenza: anziché considerare gli eventi negativi fatalità e subirli passivamente, li abbiamo sempre ben in evidenza, li rifiutiamo, li inquadriamo e ci diamo da fare per scongiurarli.

A forza di vedere la vita in positivo finiamo però per deformare illusoriamente la realtà e questo ha una serie di risvolti problematici. Può favorire l'emarginazione e la segregazione di determinate categorie di persone. Ci induce a ghettizzare mentalmente i malati, i devianti e in genere le persone che hanno qualcosa che giudichiamo negativamente: tendiamo a considerarli una realtà separata e fuori dalla norma. Generalmente la tendenza alla positività porta a un'emarginazione nascosta sotto un'apparente volontà d'integrazione. Trattiamo chi ha qualcosa che non va come se non ce l'avesse e proprio in questa negazione dei loro problemi sta in ultima analisi l'emarginazione.

La tensione a migliorare l'esistenza induce a sopravvalutare la società e a sottovalutare la natura: il benessere appare essenzialmente una produzione umana e ci si rende sempre meno conto che è condizionato dall'opera della natura. Nel caso della malattia quest'effetto è evidente, ma lo è anche nel caso dei problemi ambientali o dei disastri o degli incidenti, in strada o sul lavoro, che alla radice hanno la natura umana, a cominciare dal funzionamento naturale della mente.

Quando qualcosa non va, siamo subito portati a cercare capri espiatori: se si verifica un evento negativo, pensiamo, dev'esserci la responsabilità di qualcuno o di qualche istituzione. Questo modo di pensare è in linea con l'idea che il benessere sia una costruzione sociale e ci autoconvalida nella convinzione che la vita è normalmente positiva: il male è un fatto eccezionale dovuto a qualche mancanza. La ricerca di capri espiatori rischia di creare però un clima sociale giudiziale e carico di tensioni. Inoltre esaspera la tendenza a sopravvalutare la società a scapito della natura.

Se un sano senso di sicurezza è un effetto benefico del *bias* di Pollyanna, il rovescio della medaglia sono il senso di invulnerabilità e la scarsa previdenza. Una delle ragioni per cui le persone intenzionalmente non rispettano norme di sicurezza, sul lavoro come sulla strada, è che sono talmente convinte che tutto andrà bene da non giudicare necessari comportamenti preventivi.

Quando la società cambia, la gente tende a vedere i lati positivi dei cambiamenti e a ignorarne danni e rischi. Ad esempio oggi della grande mobilità, che consente di andare a trascorrere anche pochi giorni di vacanza in un paese tropicale, per lo più si considera il fatto che si possono fare esperienze prima impossibili, che l'accesso a certe esperienze è meno di élite e via dicendo. Si trascurano però conseguenze meno entusiasmanti come i rischi legati alle malattie tropicali o al fatto che occidentali sedentari vengono a trovarsi alle prese con ambienti naturali insoliti e infidi, ecc. La difficoltà a cogliere i risvolti negativi dei cambiamenti comporta una certa lentezza della società nel prendere contromisure. Non meraviglia che fin dall'antichità i filosofi e quelli con un atteggiamento più analitico sono stati generalmente più pessimisti sul futuro, più preoccupati di fronteggiare il declino che di lasciarsi trascinare dalla fortuna, il che li ha fatti talvolta considerare fastidiosi censori dei costumi.

Stiamo sviluppando l'illusione dell'invulnerabilità? Sembra che la tendenza alla positività oggi, con le grandi trasformazioni della globalizzazione, sia in aumento (Bianchi, 2007). Ancor più che in passato le persone tendono a considerare eccezionali i fatti negativi, a nutrire un'inconfessato senso d'invulnerabilità e a cercare capri espiatori non appena qualcosa va male. Stiamo diventando – dice Adele Bianchi – un po' Giriama. Quando vanno a un funerale i Giriama provano *utsungu*, un'emozione che è un misto di tristezza e di rabbia. La rabbia si spiega perché per loro la morte non è naturale, ma sociale. I Giriama sono convinti che gli esssceri umani siano immortali, a meno che non intervenga qualcuno a causarne la morte. Per loro ogni volta che qualcuno muore c'è stata una stregoneria. Perciò si arrabbiano, perché l'autore della stregoneria ha provocato al defunto e a tutti quelli che l'amavano un danno che avrebbe potuto evitare di provocare.

Sono molteplici i fattori che stanno potenziando il *bias* di Pollyanna. Con il miglioramento della qualità della vita le persone si sono abituate a un'esistenza sicura e si aspettano che il futuro sia ancora più sicuro, fino a sviluppare un vero e proprio consumismo della certezza. Il Welfare State ha prodotto e produce un radicale cambiamento delle coscienze. Nel momento in cui lo Stato si fa carico di garantire i diritti positivi (istruzione, lavoro, salute, ecc.) il benessere viene percepito sempre più come un prodotto sociale e i mali appaiono eliminabili se solo la società funziona bene. I media rafforzano quotidianamente la convinzione che il male sia un evento fuori dalla norma, presentando i fatti negativi con un misto di meraviglia, sdegno e denuncia e mettendo tra parentesi le spiegazioni scientifiche di tipo naturalistico. Cresce il *loisir*, in gran parte per l'azione propria dei media, che trasformano tutto in spettacolo amichevole, e col prevalere del senso ludico si perde il senso tragico dell'esistenza, caro agli antichi. Mobilità geografica e media fanno sì che le persone dei paesi avanzati conoscano le condizioni di vita dei meno fortunati della Terra e viceversa. La coscienza del gap rafforza l'idea che benessere e sicurezza siano alla portata dell'uomo e dipendano esclusivamente da lui.

Senso di invulnerabilità e sanità. Il diffuso aumento del *bias* di Pollyanna costituisce un problema per la sanità, paradossalmente soprattutto per la sanità di oggi. Il paziente dovrebbe partecipare molto più di ieri alla sanità, ma la sua spiccata tendenza alla positività rende la cosa difficile. Ad esempio, dagli anni Ottanta (possiamo prendere come riferimento la *Carta di Ottawa* dell'OMS) si è affermata la convinzione che il paziente ha un ruolo attivo nella produzione della salute attraverso i comportamenti autoprotettivi, la gestione della sua rete relazionale, le scelte quotidiane tra cui quelle legate all'assistenza sanitaria. In quest'ottica la sanità non è chiamata semplicemente a curare le malattie, deve costruire la salute assieme al paziente. Senonché la società nel suo complesso, favorendo il *bias* di Pollyanna, ostacola questa collaborazione tra pazienti e sanità.

Per dedicarsi seriamente a costruire la propria salute le persone dovrebbero avere una visione più realistica della malattia e della salute ed essere più consapevoli del lato naturale del problema. La tendenza a sovrastimare il lato sociale, unita all'altra, a cercare capri espiatori, le porta spesso ad aspettarsi dalla sanità garanzie per il proprio benessere, a delegare la propria salute ai servizi sanitari, anziché assumere su di sé la sfida della costruzione della salute.

Considerazioni come queste fanno riflettere. Certi propositi degli organismi internazionali appaiono ideali irraggiungibili, se contemporaneamente non ci si prefigge di intervenire seriamente a educare le popolazioni. L'empowerment degli utenti della sanità, cioè di tutti, l'impegno a diffondere certi modi di pensare e di fare e a sviluppare certe abilità non è un lusso, ma una necessità, se si vuole una sanità al passo coi tempi.

Illusione del controllo

Produce effetti simili alla tendenza alla positività, assieme alla quale concorre al senso di sicurezza e alle illusioni che compromettono la capacità di tollerare l'incertezza dell'esistenza.

Ci sono fatti che consideriamo chiaramente fuori controllo, in quanto determinati interamente da fattori esterni, quali il caso o le leggi naturali: ad esempio, il sorteggio di una lotteria o la caduta di un fulmine o l'insorgenza di un ictus. Altri fatti ci sembrano invece chiaramente sotto controllo, specie se implicano decisioni o abilità: ad esempio, studiare con profitto per un esame in condizioni normali dipende da me, come pure assumere i farmaci prescritti dal medico. Tra i due estremi c'è una fascia di eventi intermedi, che consideriamo parzialmente controllabili, dato che vi si intrecciano fattori esterni e dipendenti da noi. Ad esempio, è parzialmente controllabile l'esito dell'esame e vengono considerati tali anche certi comportamenti protettivi per la salute, come fare una dieta adeguata o non bere troppo o non fumare, perché bisogna fare i conti con le circostanze della vita e col proprio io. L'illusione del controllo (Langer, 1975) si manifesta con la convinzione che il controllabile si insinui e si espanda nell'incontrollabile. In un esperimento Langer ha visto che i soggetti che avevano scelto personalmente il biglietto di una lotteria tendevano a stimarlo di più (lo avrebbero ceduto a un prezzo più alto) di quelli ai quali era stato dato dallo sperimentatore. Alcune persone, quando acquistano il biglietto di una lotteria, anziché sceglierlo personalmente preferiscono farlo scegliere al venditore, ma si tratta comunque di un tentativo di controllo, dato che sono loro a scegliere la procedura. Senonché il caso è indifferente a tutto questo e i tentativi di controllo sono evidentemente illusori.

L'illusione del controllo ci spinge a preferire in generale le spiegazioni basate sul fattore umano, che ci consentono di sottostimare l'imponderabile. Ad esempio, le persone trovano più naturale pensare che i gravi problemi seguiti alla guerra in Iraq siano imputabili a errori degli Americani, piuttosto che a difficoltà oggettive della situazione. L'idea che una grande potenza mondiale possa procedere per tentativi ed errori su un terreno nuovo e poco controllabile è inquietante. Allo stesso modo è più facile pensare che un incidente sanitario sia attribuibile a negligenza o incompetenza di operatori che a difetti del sistema o organizzativi o ai limiti della natura umana.

Pensieri soprannaturali

Se in un bicchiere c'è stato uno scarafaggio, anche se il bicchiere è stato lavato e sterilizzato e sappiamo che non c'è nulla da temere, proviamo un senso di ribrezzo all'idea di berci. Alcuni di noi vincono la repulsione più facilmente, altri fanno più fatica. Sotto c'è l'idea che il bicchiere sia rimasto in qualche modo contaminato.

Se un oggetto a noi molto caro si rompe, può venirci in mente che sia andato in frantumi qualcosa di più, qualcosa che influiva positivamente sulla nostra vita. Magari per un attimo pensiamo che la serenità, la sicurezza, la riuscita sono più a rischio di prima o che occorre trovare nuovi equilibri. Scopriamo in quel momento che ci identifichiamo simbolicamente nell'oggetto, per cui la sorte dell'oggetto è in parte la nostra.

Ci sono coincidenze che ci impressionano e ci fanno pensare che non siano casuali, ma dovute a qualche forza ordinante superiore. Se un padre proprio il giorno in cui nasce suo figlio riceve la comunicazione di un avanzamento di carriera e vince una discreta somma al lotto, l'idea che quel bambino è accompagnato dalla fortuna facilmente si insinuerà nelle menti dei genitori.

Pensieri del genere ci fanno affacciare in una dimensione soprannaturale. Finiamo per supporre infatti princìpi ed entità che esulano dall'ordine naturale delle cose, cioè che non trovano posto nella visione della natura basata sull'esperienza comune e sulle scienze. Ciò che supponiamo può anche essere in contrasto con l'ordine naturale. Ad esempio, l'idea che lo scarafaggio, una volta entrato a contatto col bicchiere, continui a esercitare la sua influenza si fa strada in noi e a volte resiste, anche se è chiaramente contraddetta dalle conoscenze scientifiche.

Nell'attuale cultura occidentale i pensieri soprannaturali non sono ben visti: vengono considerati sciocche superstizioni. Perciò molti tendono a scacciarli quando vengono e a non parlarne, salvo in contesti particolari, quando dall'altra parte c'è uno psicologo o comunque qualcuno che può capirci o quando si è tra amici o in cerchie particolari dove si crede al soprannaturale. In altre culture sono ritenuti normali e spesso trovano posto all'interno di una visione magica del mondo. Ad esempio, quando proviamo repulsione per il bicchiere dov'è stato lo scarafaggio, stiamo applicando una delle regole del pensiero magico individuate dall'antropologo inglese Frazer (1911-15), che per primo ha studiato sistematicamente la magia: la legge della contaminazione, per cui le cose che sono state una volta in contatto continueranno in seguito a esercitare influenze reciproche. Anche in Occidente erano ben accetti fino all'età moderna, quando l'avvento dell'economia capitalistica e lo sviluppo scientifico e tecnologico hanno portato a privilegiare la visione razionale del mondo e a rigettare altri modi di vedere.

Anche se socialmente repressi, i pensieri soprannaturali in Occidente non sono scomparsi, ma piuttosto sono rimasti nell'ombra. Varie ricerche sperimentali (Rozin, Fallon e Augustoni-Ziskind, 1985; Rozin e Fallon, 1987) hanno messo in evidenza che sono abituali. Sembra proprio infatti che siano dovuti al funzionamento della nostra mente. Ad esempio, come ha messo in evidenza Falk (1989), troviamo particolarmente significative le coincidenze che ci riguardano per via dell'euristica della disponibilità e dell'hindsight, che ci fanno trascurare possibili corsi alternativi degli eventi e così ci inducono a considerare determinato ciò che è stato casuale.

I pensieri soprannaturali sono più frequenti in alcune persone e meno in altre e sono assenti nei bambini più piccoli, probabilmente perché richiedono un certo sviluppo cognitivo e un'ampia conoscenza di sfondo. Si presentano più facilmente sotto stress o in condizioni di intensa emotività, come in occasione di avvenimenti gioiosi o di lutti o in caso di pericolo o di scampato pericolo. Compaiono soprattutto quando le persone avvertono l'insicurezza esistenziale, cioè si rendono conto che con la ragione non riescono a tenere sotto controllo la propria vita. Probabilmente per questo i pensieri soprannaturali hanno più spesso contenuti negativi che positivi, si riferiscono a sventure, disgrazie, pericoli che minacciano.

Non c'è da meravigliarsi se le persone elaborano pensieri soprannaturali quando sono alle prese con problemi sanitari. Può accadere, ad esempio, che una moglie sia molto in ansia la mattina dell'intervento chirurgico del marito e tenti persino di farlo rinviare, perché mentre faceva la doccia l'anello le è scivolato nello scarico. Il rifiuto della carne bovina, quando è esploso il caso della "mucca pazza", è stato in parte legato a pensieri magici di contaminazione. Hanno giocato senz'altro la difficoltà di afferrare la probabilità e un'applicazione eccessiva del principio di precauzione, ma nella mente di alcuni la carne bovina, toccata dal prione, non era più la stessa, sebbene razionalmente fosse la stessa.

SOPRAVVIVENZE DI UN PENSIERO MAGICO PRIMITIVO?

L'esistenza dei pensieri soprannaturali ha indotto alcuni studiosi a supporre che i *biases* siano il risultato della persistenza di processi mentali primitivi di tipo magico, non ancora cancellati dall'istruzione e dalla civiltà. L'ipotesi è sostanzialmente infondata. La maggior parte dei *biases* non ha a che vedere col pensiero magico. Alcuni al contrario, per la loro impronta determinista, ricordano il naturalismo scientista. D'altra parte i pensieri soprannaturali sono strettamente legati ad altri *biases* che non hanno a che vedere col pensiero magico, ma più semplicemente col funzionamento della mente.
È sbagliato pensare che il pensiero magico sia radicalmente distinto da altre forme di pensiero, come quello scientifico. Abbiamo visto che le stesse procedure di autoconvalida si ritrovano in magia e in

continua ◗◗◗

scienza. È azzardato anche considerare il pensiero magico più rozzo. Se teniamo presente che pensiero magico e pensiero scientifico razionale hanno finalità diverse, l'uno non ci appare più tanto inferiore rispetto all'altro. C'è da dire poi che i *biases*, compresi quelli di pensiero sovrannaturale, sono troppo massicciamente diffusi per essere semplici sopravvivenze prive ormai di funzionalità.

Tuttavia l'idea che i *biases* siano un retaggio primitivo probabilmente non è del tutto errata, purché si sgombri il campo dalla confusione tra pensiero primitivo e pensiero magico. I nostri meccanismi di pensiero sono emersi nell'evoluzione biologica e culturale di *Homo Sapiens* moderno o forse del genere *Homo*. Senonché di recente, negli ultimi millenni, l'ambiente sociale in cui viviamo è cambiato e nella nuova situazione questi meccanismi risultano meno funzionali che in passato.

Negli ultimi millenni sono comparse le città, lo Stato, la democrazia, i media (a cominciare dalla scrittura, alle poste, ai mess media, alla rete). Tutto ciò ha prodotto un ambiente umano diverso, soprattutto perché, anziché vivere semplicemente in piccoli gruppi di individui ben noti, si incontrano sconosciuti e si è chiamati ad esprimere giudizi su persone con cui non si hanno rapporti diretti. Nel nuovo scenario di vita sociale certi procedimenti mentali validi nel vecchio mostrano chiari limiti. Ad esempio, la tendenza alla conferma si rivela fallimentare quando il problema non è più conservare l'armonia all'interno di un piccolo gruppo, ma costruire grandi organizzazioni efficaci ed efficienti. Qui è necessaria la critica. La nostra razionalità ecologica è divenuta così meno ecologica.Possiamo pensare che *biases* oggi ci sembrano più distorsioni che strategie funzionali in quanto il nostro ambiente sociale è mutato. Possiamo anche supporre che la logica, il pensiero astratto, che abitualmente identifichiamo con la razionalità, sia una risposta alle nuove esigenze ecologiche in cui l'uomo è venuto a trovarsi. In fin dei conti logica e culto dell'astrazione nascono qualche millennio di anni fa, proprio dove le sollecitazioni ambientali erano maggiori.

Errore fondamentale di attribuzione

Dare troppo peso alle persone. Quando spieghiamo i comportamenti, tendiamo a sopravvalutare il peso della persona che agisce e a sottovalutare i condizionamenti dovuti alla situazione

(Heider, 1958; Ross, 1977). Si tratta di un errore, perché i comportamenti individuali sono pesantemente condizionati dall'ambiente e dalle circostanze. In psicologia sono molte le ricerche che lo dimostrano, tanto che è esploso il dibattito persona-situazione,[8] all'interno del quale si è arrivati a mettere in discussione alla radice – forse esagerando – lo studio stesso della personalità.

Già nella prima metà del Novecento uno studio condotto su oltre 10 mila bambini aveva messo in evidenza che non c'era coerenza transituazionale nei comportamenti morali: chi era onesto in una circostanza si rivelava disonesto in un'altra e viceversa (Hartshorne e May, 1928). L'indice di correlazione tra i diversi comportamenti onesti o disonesti era inferiore a 0.3, sostanzialmente non significativo. Successivamente si sono moltiplicate le ricerche dalle quali risultava che i comportamenti morali, come del resto altri comportamenti, dipendono molto dalle circostanze.

BASTA ESSERE ALTRUISTI PER FARE L'ALTRUISTA?

Comunemente pensiamo che al mondo ci siano egoisti e altruisti e che gli altruisti, diversamente dagli egoisti, sono pronti a intervenire se qualcuno ha bisogno. In queste convinzioni c'è sicuramente un fondo di verità. In psicologia del resto è stata descritta una personalità altruistica con una serie di tratti precisi (Rushton, 1980). Tuttavia il fatto che uno abbia una personalità altruistica non ci assicura che aiuterà gli altri in caso di bisogno, perché molto dipende da fattori contingenti (Piliavin e Charng, 1990; Magoo e Khanna, 1991). Sappiamo per esperienza che quando, ad esempio, ci chiedono l'elemosina, a volte la diamo, a volte no. Dagli studi empirici emerge che sul comportamento altruistico influiscono l'umore del momento, le caratteristiche della persona da aiutare, il modo in cui si configura l'atto prosociale (i maschi, ad esempio, sono più propensi all'altruismo eroico, le donne a quello assistenziale), la presenza o meno di altre persone e altri elementi di contesto. Un famoso esperimento di Darley e Bateson (1973) ispirato alla parabola del buon samaritano mostra quanto incidano la fretta e i pensieri in cui siamo immersi.

continua ▶▶▶

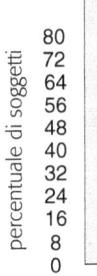

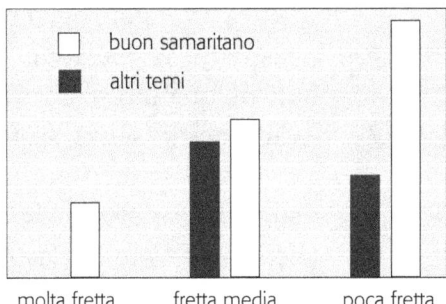

In ordinate figura la percentuale di soggetti che si sono fermati a prestare soccorso. Nella condizione "molta fretta" nessuno dei seminaristi che stavano preparando il sermone su temi diversi dal samaritano si è fermato.

I soggetti sperimentali erano seminaristi. A un gruppo fu affidato il compito di preparare un sermone proprio sul "buon samaritano", all'altro su un argomento che non aveva nulla a che fare con l'amore per il prossimo. Mentre i seminaristi si preparavano, gli sperimentatori li interrompevano dicendo che per registrare la predica dovevano recarsi in un altro edificio, dove li aspettava un assistente. Ad alcuni, condizione "molta fretta", venne fatto presente che erano in ritardo ("l'assistente vi aspetta già da qualche minuto"), ad altri, condizione "fretta media", che erano in orario ("vi sta aspettando"), ad altri ancora, condizione "poca fretta", che erano in anticipo ("andando adesso non dovreste aspettare molto"). Lungo il tragitto, in una viuzza stretta (era impossibile non notarlo), i seminaristi si imbattevano in un giovane che, a terra, si lamentava.
Come si vede dal grafico, chi era immerso nella meditazione sull'amore per il prossimo tendeva a soccorrere più di quelli che si erano preparati su altro. Però la fretta influì sulla decisione di fermarsi o meno molto di più: solo una modesta percentuale dei seminaristi in ritardo si fermò.

L'errore fondamentale è tenace, tanto che noi continuiamo ad attribuire i fatti alle persone anche a dispetto dell'evidenza: conoscere i condizionamenti ambientali non ci fa facilmente cambiare idea sulle responsabilità personali. In un famoso esperimento del 1967 Jones e Harris fecero leggere a soggetti sperimentali discorsi filocastristi, informandoli che alcuni erano stati scritti per "libera scelta", altri "senza scelta", per decisione dello sperimentatore. Si chiese ai soggetti di esprimere la loro opinione sugli atteggiamenti reali degli autori dei testi. Vi fu una forte ten-

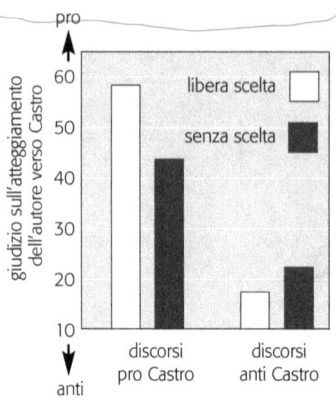

Risultati dell'esperimento
di Jones e Harris

denza a valutare egualmente filo-castriste le persone bersaglio, anche quando si sapeva che avevano agito "senza scelta". Come mostra il grafico qui a lato, se i soggetti sapevano che chi aveva scritto a favore di Castro lo aveva fatto per volontà dello sperimentatore, giudicavano l'autore un po' meno filocastrista, ma comunque lo consideravano filoscastrista. Risultati analoghi si ottennero utilizzando discorsi anticastristi.

L'esperimento è stato replicato più volte e si è visto che l'errore persiste persino quando si chiede ai soggetti di essere loro a ordinare agli altri quale genere di saggio scrivere: anche se so che l'altro agisce così obbedendo a me, penso comunque che lo faccia per ragioni sue (Gilbert e Jones, 1986).

A dire il vero l'errore fondamentale di attribuzione non si verifica sempre e non è universale. Quando gli eventi sono fortemente inaspettati, tendiamo a spiegarli con le circostanze. Dare più importanza alla persona è poi tipico delle culture individualistiche, come l'occidentale. Nelle culture collettivistiche o olistiche, come le orientali, dove conta l'insieme sociale o cosmico e dove ciò che l'individuo è dipende dai rapporti che intrattiene col resto, c'è piuttosto l'errore contrario: si sottovaluta il peso della persona.

L'errore fondamentale spiega come mai dai sondaggi risulta che per lo più la gente, a meno che non sia direttamente interessata, attribuisce fenomeni come la povertà, gli incidenti stradali, le tossicodipendenze, i suicidi, i comportamenti devianti alle persone piuttosto che all'ambiente e alle circostanze. Anche i giornalisti commentando fatti di cronaca chiamano in causa più spesso tratti di personalità o intenzioni.

Trascurare il peso delle influenze ambientali. A causa dell'errore fondamentale, quando giudichiamo una persona, tendiamo a non renderci conto di quanto l'ambiente in cui si trova, la posizione sociale che occupa, il ruolo che svolge influiscano su come ci appare. Pensiamo che il burocrate sia rigido e meticoloso perché è lui ad essere così, non perché fa il burocrate. Analogamente il modo di fare del medico o del paziente dipendono da lui, non dalla condizione dell'operatore sanitario o del malato. È impressionante quanto si sottovalutino le influenze ambientali. Lo facciamo anche su noi stessi. Ad esempio, le persone generalmente non si rendono conto di quanto gli ambienti sociali in cui vivono le plasmino. Raramente chi riflette sul proprio lavoro si chiede come le pratiche, le routine, l'ambiente organizzativo stiano cambiando la sua persona.

SE FOSSI UN SECONDINO...

Zimbardo e i suoi collaboratori (1973, 1974) in un noto esperimento trasformarono per alcuni giorni il dipartimento di psicologia della Stanford University in una prigione simulata. I prigionieri e i secondini erano studenti volontari e a ciascuno un ruolo o l'altro era stato assegnato a caso.

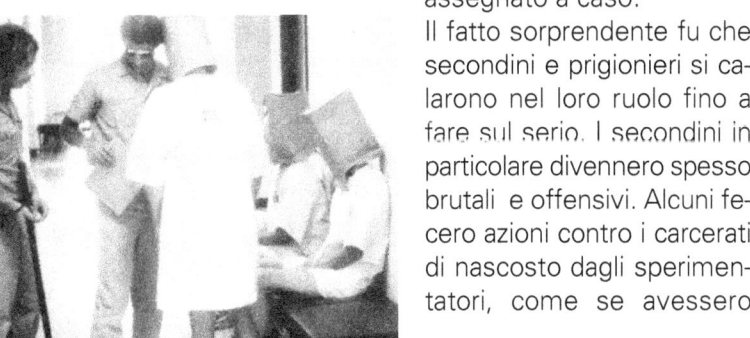

Il fatto sorprendente fu che secondini e prigionieri si calarono nel loro ruolo fino a fare sul serio. I secondini in particolare divennero spesso brutali e offensivi. Alcuni fecero azioni contro i carcerati di nascosto dagli sperimentatori, come se avessero

Nella simulazione c'era una messa in scena attenta e un po' esasperata.

continua ◆◆◆

perso di vista che quella era una situazione simulata e come se non riuscissero più a controllare le tendenze alla prevaricazione e all'aggressività. L'esperimento doveva durare due settimane, ma per motivi di sicurezza venne interrotto prima, anche se alcuni secondini si opponevano.

Zimbardo intendeva dimostrare che la brutalità che a volte manifestano le guardie carcerarie non dipende dalle loro personalità, ma dall'ambiente carcerario stesso. Voleva insomma smentire il luogo comune che le guardie sono cattive. Con gli occhiali riflettenti e i cappucci mirava anche a studiare gli effetti della deindividuazione, cioè della condizione in cui l'identità dell'individuo è mascherata e non si è facilmente riconoscibili gli uni per gli altri. In ogni caso ha dato un'impressionante dimostrazione di come la situazione, le esigenze dell'istituzione e le aspettative di ruolo possano indurre l'aggressività. Del secondino si pensa che sia un duro e che tratti duramente i prigionieri. Gli studenti impersonavano questa figura.

Recentemente, nel 2007, Zimbardo ha pubblicato un libro dal titolo eloquente: *The Lucifer effect*. Vi analizza le atrocità commesse dai soldati statunitensi ad Abu Ghraib, che hanno scosso l'opinione pubblica mondiale e per spiegarle riprende i suoi esperimenti di trent'anni prima alla Stanford University. "Effetto Lucifero" è un'espressione indubbiamente efficace per indicare l'influenza sociale che porta le persone a fare del male, trasformandole da uomini normali in malvagi.

Un segreto della buona gestione organizzativa. L'errore fondamentale di attribuzione riveste grande importanza ogni volta che ci si pone il problema della qualità di un'organizzazione, di un lavoro, di un servizio, anche nella sanità. Siamo naturalmente portati ad attribuire le non-qualità che notiamo alle persone: se il lavoro non è buono, qualcuno sta lavorando male. Questo porta a impostare interventi migliorativi con un approccio normativo-repressivo, riassumibile brutalmente così: individuare e colpire le "mele marce». Si stabiliscono standard e regole, si organizzano sistemi di controllo, si individuano gli *outliers* e si sanzionano. Ad esempio, si regolamentano prescrizioni di farmaci o richieste di esami diagnostici, si predispongono ispezioni, analisi statistiche o altre modalità di controllo e si colpisce con richiami disciplinari, addebiti della spesa o in altri modi chi ingiustificatamente si è discostato dagli standard.

L'approccio normativo-repressivo trascina in una serie di problemi, dato che incontra resistenze, è scarsamente efficace e produce effetti collaterali anche seri. Il punto che qui ci interessa però è che non va al cuore dei problemi, si traduce in interventi di superficie che non scalfiscono la sostanza delle non-qualità che vorrebbero correggere. Come diceva Deming (1986), famoso teorico della qualità, si va a "spegnere i fuochi per scoprire dopo i problemi che c'erano sotto".

Non meraviglia che l'approccio normativo-repressivo misconosca e lasci irrisolti i problemi. Sopravvalutare il peso delle persone è infatti un errore dovuto a un *bias*: dobbiamo sempre aspettarci che nei fatti, diversamente da quanto ci suggerisce la nostra mente, nella genesi delle non-qualità contino più le situazioni in cui le persone vengono a trovarsi. Così, se andiamo seriamente ad analizzare il problema delle prescrizioni improprie, scopriamo che sono il risultato di un processo che coinvolge una catena di soggetti, ciascuno dei quali si comporta come si comporta per cavarsela in una situazione che stenta a sostenere. Il paziente per una serie di ragioni (difetta di approccio scientifico, soffre del *bias* di Pollyanna, ecc.) non riesce a rapportarsi adeguatamente alla sanità e avanza richieste non sempre razionali, il medico di famiglia non ha più l'autorità di un tempo, non riesce a farsi valere con autorevolezza e spesso cede rimettendoci in dignità professionale, e così via. In questa catena non ci sono tanto "mele marce", quanto soggetti deboli in rapporto alle situazioni in cui versano, che alla fine risultano tutti in qualche modo perdenti. L'errore fondamentale di attribuzione, facendo concentrare su alcune persone, per giunta spesso immaginarie, impedisce di vedere questo quadro e perciò impedisce di affrontare seriamente il problema.

La tendenza ad attribuire le non-qualità alle persone è spesso all'origine di tensioni all'interno delle organizzazioni. Ad esempio, il personale del pronto soccorso può avercela con quelli della radiologia, perché usano il pronto soccorso per fini burocratici. Quando arriva in radiologia un paziente che, pur avendo bisogno urgentemente di un esame, non ha la dicitura "urgente" sulla richiesta del medico, lo spediscono in pronto soccorso, in modo da avere una certificazione dell'urgenza. Il personale del pronto soccorso però tende a non vedere i problemi che hanno in radiologia. Del resto i radiologi sembrano rendersi poco conto di come vanno le cose al pronto soccorso. Così a tutti sfugge il problema di sistema che c'è sotto.

Un segreto della gestione del rischio clinico. Gli effetti negativi dell'errore fondamentale sono particolarmente significativi nella gestione del rischio clinico. Varie ricerche empiriche suggeriscono che la gran parte (il 90%) degli eventi avversi nella sanità sono dovuti a inadeguatezze del sistema, più che a comportamenti errati di singoli operatori (Øvretveit, 2004). Dobbiamo pensare che, anche quando c'è un errore individuale riscontrabile, generalmente questo non è in grado di produrre incidenti senza il concorso di difetti di sistema. Continuare a puntare l'attenzione sulle persone significa rendere aleatori gli sforzi di gestire il rischio clinico.

Effetto framing

Per noi non è lo stesso pensare in termini di guadagni o di perdite. Immaginiamo di aver acquistato due biglietti per uno spettacolo spendendo 40 dollari. Arrivati sul posto ci accorgiamo di averli perduti. Siamo disposti a sborsare altri 40 dollari? Immaginiamo ora di arrivare al botteghino per comprare i due biglietti e di accorgerci che per strada abbiamo smarrito 40 dollari. Compreremo i biglietti lo stesso? La maggior parte delle persone è più disposta a comprare il biglietto nel secondo caso che nel primo, sebbene la spesa sia sempre di 80 dollari.

Proviamo ora a scegliere tra i due piani di emergenza igienica riportati di seguito.

C'è un'epidemia in arrivo che colpirà 600 persone.
Il piano A è in grado di salvare 200 persone.
Con il piano B c'è 1/3 di probabilità che si salvino tutte e 600 e 2/3 che non si salvi nessuno.

Quando il problema è presentato così, le persone tendono a preferire il piano A. Proviamo però a scegliere leggendo quest'altra versione del problema.

C'è un'epidemia in arrivo che colpirà 600 persone.
Con il piano A moriranno 400 persone.
Con il piano B c'è 1/3 di probabilità che nessuno muoia e 2/3 che muoiano 600 persone.

Quando la questione è messa in questi termini, le persone tendono a preferire il piano B. Eppure si tratta dello stesso problema igienico e degli stessi piani.

Proviamo ora a scegliere tra due scommesse.

Scommessa A: abbiamo il 90% di probabilità di vincere 3000 dollari e il 10% di non vincere nulla.
Scommessa B: abbiamo il 45% di probabilità di vincere 6000 dollari e il 55% di non vincere nulla.

La maggior pare delle persone si orienta sulla scommessa A, mostrando di preferire una vincita più sicura anche se più modesta. Le preferenze delle persone cambiano però se le scommesse sono presentate in quest'altro modo.

Scommessa A: abbiamo il 90% di probabilità di perdere 3000 dollari e il 10% di non perdere nulla.
Scommessa B: abbiamo il 45% di probabilità di perdere 6000 dollari e il 55% di probabilità di non perdere nulla.

Ora la quasi totalità delle persone è disposta a correre il rischio di una perdita maggiore, pur di evitare una perdita minore altamente probabile e sceglie la scommessa B.

Da questi esempi, ormai classici, ideati da Tversky e Kahneman si evince che lo stesso problema, a seconda di come viene presentato, viene inquadrato diversamente e induce a scelte diverse:

è l'effetto *framing* (Tversky e Kahneman, 1981; Kahneman e Tversky, 1984). Il fatto che siamo sensibili a come i problemi vengono presentati viòla una delle regole fondamentali della razionalità: il principio di invarianza descrittiva, per cui un dato problema decisionale va trattato allo stesso modo indipendentemente da come viene descritto (Arrow, 1982). Gli esempi dimostrano anche qualcos'altro: ragioniamo diversamente a seconda che pensiamo in termini di guadagni da ottenere o di perdite da sopportare.

Nel problema dello spettacolo, se abbiamo perso i bigliettti pensiamo che 80 dollari sono una spesa eccessiva per quello spettacolo, se invece abbiamo perso il denaro, pensiamo che 40 dollari rappresentano una di quelle perdite che nella vita possono capitare e lo spettacolo per noi costa sempre la stessa cifra. Teniamo due conti mentali: un "conto spettacolo" e un "conto perdite". Nel primo caso carichiamo 80 dollari sul "conto spettacolo" e abbiamo l'impressione che venga a costarci troppo, mentre nell'altro 40 dollari vanno sul "conto perdite". Il punto però è che siamo più disposti a spendere in seguito a una perdita che a spendere per fare un investimento.

Nel problema del piano igienico, la prima versione presenta il piano in termini di vite salvate, cioè di guadagni, mentre la seconda in termini di vittime, cioè di perdite. Anche qui compare la stessa tendenza del problema dello spettacolo: nel primo caso vogliamo andare sul sicuro, nel secondo siamo invece più disposti a rischiare. Anche nel caso delle scommesse siamo meno disposti a rischiare quando la situazione di scelta è descritta in termini di vincite, che quando è descritta in termini di perdite.

In effetti esiste una tendenza generale di *avversione al rischio nell'area dei guadagni e propensione al rischio nell'area delle perdite* (Kahneman e Tversky, 1979). È la ragione per cui, quando hanno i conti bancari in rosso, le persone facilmente vanno ancora più in rosso, mentre se sono in attivo tendono a essere parsimoniose. Analogamente in un team o in un'organizzazione, se si comincia a lasciarsi andare, a tollerare la non-qualità, il declino diviene difficile da arrestare.

Guadagni e perdite in medicina. Il fatto che le preferenze dipendano da come vengono presentati i problemi ha conseguenze importanti per la pratica medica. Cominciamo dal consenso informato. Affinché il paziente partecipi alle decisioni sanitarie che lo riguardano, il medico deve informarlo e tenere in considerazione le sue preferenze. Ma quali sono le preferenze del paziente?

Solitamente si ragiona come se le preferenze fossero qualcosa che il paziente ha, alla stessa stregua dell'altezza o del colore dei capelli, e che sta al medico scoprire attraverso il colloquio. Senonché i desideri non sono dati una volta per tutte, non sono motori immobili che operando dentro la testa delle persone ne determinano le decisioni. Sono costruzioni e per giunta costruzioni sociali: il paziente definisce le sue preferenze nel corso stesso del processo decisionale, pensando e comunicando con altri.

Nella sua opera di definizione delle preferenze non tende a essere naturalmente razionale ed è soggetto a comunicazioni che non sono mai semplicemente informative, ma lo spingono in una direzione o nell'altra. In qualche misura i discorsi hanno sempre una carica persuasiva, ma, anche ammesso che il medico riesca ad attenersi alla mera descrizione della situazione, la forma (una forma va scelta per forza) in cui i problemi sono presentati orienterebbe le preferenze, dato che il ricevente non applica il principio di invarianza descrittiva.

Il diverso modo in cui la nostra mente tratta i guadagni e le perdite è senz'altro importante in medicina. Le normali scelte cliniche infatti possono essere viste in chiave di guadagni o di perdite. Ad esempio, gli esiti di una terapia oncologica possono essere valutati in termini di sopravvivenza o di mortalità. L'utilità di un accertamento diagnostico si può cogliere concentrandosi sul fatto che omettendolo si resta nel dubbio o sul fatto che eseguendolo c'è la speranza di venire a capo del problema.

McNeil, Pauker, Sox e Tversky (1982) hanno chiesto a numerose persone di optare tra trattamento chirurgico e radioterapia del cancro polmonare, sulla base delle informazioni sugli esiti da loro fornite. Stando alle statistiche cui si riferivano, l'intervento

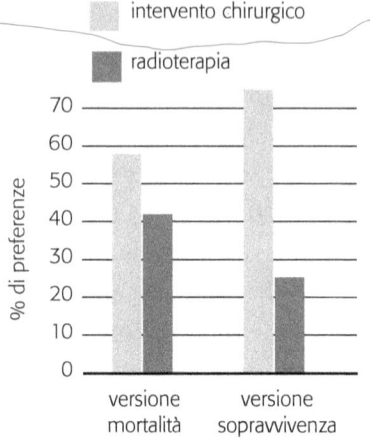

versione mortalità　　versione sopravvivenza

A un gruppo di partecipanti il problema della scelta terapeutica veniva presentato nella cornice di perdita (con l'intervento il 10% muore durante il trattamento, ecc.), a un altro gruppo nella cornice guadagno (il 90% sopravvive all'intervento, ecc.). Il *framing* spostava significativamente le preferenze: nella versione guadagno un 17% in più di persone preferiva l'intervento.

chirurgico presentava un rischio del 10% di mortalità perioperatoria, ma aveva un maggior tasso di sopravvivenza a 5 anni (il 34% contro il 22%). A un freddo calcolo razionale l'intervento chirurgico era preferibile, visto che offriva il 12% in più di sopravvivenza a 5 anni. La maggior parte dei pazienti si orientava verso l'intervento chirurgico, ma il numero di persone che optava per la radioterapia saliva considerevolmente quando gli esiti erano presentati in termini di mortalità, anziché di sopravvivenza (vedi il grafico qui sopra).

I risultati ottenuti sono in accordo con la tendenza generale ad avversare il rischio nel campo degli investimenti più che nel campo delle perdite. Quando la scelta era presentata in termini di sopravvivenza, le persone erano meno disposte a rinunciare alle maggiori opportunità di sopravvivenza dell'intervento. Altri fattori però influiscono sui risultati. Un rischio immediato legato a un intervento viene valutato diversamente da un rischio di mortalità differito. C'è poi l'effetto certezza: la certezza di non morire subito offerta dalla radioterapia non è paragonabile a una probabilità di non morire come quella offerta dall'intervento, dato che per la nostra mente la certezza ha un valore superiore (cfr. pag. 44).

Ragionare in termini di investimenti o perdite è anche questione di atteggiamento esistenziale. Ci sono persone più ottimiste, che guardano alle mete da raggiungere e considerano la vita una sorta di fabbrica. Altre sono più pessimiste, fanno un bilancio dell'esistenza in passivo e hanno l'impressione di collezionare perdite. Le stesse persone possono essere più orientate in un senso o nell'altro a seconda dei periodi della vita o delle circostanze. È più facile che un paziente accetti di sottoporsi a un esame invasivo o a un intervento rischioso se il suo orientamento è pessimista. Dobbiamo aspettarci che come i pazienti i medici siano più disposti a seguire vie rischiose se sono pessimisti e disperano sugli esiti.

Siccome i medici sono esseri umani, dobbiamo supporre che anch'essi siano sensibili al modo in cui si presentano i problemi. L'orientamento del medico nelle scelte cliniche può dipendere perciò da come i termini della questione sono illustrati nella letteratura che ha letto, nei convegni, nelle discussioni con i colleghi o più semplicemente nelle rappresentazioni mentali che si è costruito. I partecipanti allo studio di McNeil, Pauker, Sox e Tversky erano in parte pazienti (sofferenti di patologie diverse dal cancro polmonare), in parte studenti di statistica e in parte medici. Sorprendentemente nel caso dei medici si sono avuti spostamenti di preferenze praticamente sovrapponibili a quelle dei pazienti e degli studenti.

La tendenza ad avversare il rischio più quando si pensa in termini di investimenti che di perdite è importante ai fini della sicurezza lavorativa e nella gestione del rischio clinico. Se in un ambiente lavorativo puntiamo a promuovere una cultura della sicurezza, vale a dire a creare una diffusa attenzione ai problemi della sicurezza, dobbiamo tenerla presente. Insistendo sui danni che possono derivare dagli errori e dagli incidenti, inquadriamo il problema della sicurezza in termini di perdite. Ragionando in termini di perdite le persone saranno più disposte a rischiare, per cui saranno meno attente ai problemi di sicurezza e la nostra azione di promozione sarà stata meno efficace di quanto avrebbe potuto essere. Conviene invece darsi la sicurezza come obiettivo: come ogni giorno si pensa a produrre, così si bada a costruire un ambiente lavorativo sempre più sicuro. Considerando la sicurezza una meta da raggiungere, le persone valutano i rischi ragionando nel campo degli investimenti (ogni comportamento rischioso allontana dalla meta), sono meno disposte a rischiare e diventano più intransigenti con sé e con gli altri nel rispetto delle regole. A dire il vero ci sono diverse altre ragioni per cui conviene mettere l'accento sulla costruzione della sicurezza: per reazione alla paura generalmente si sottovalutano i rischi, in un clima più sereno è più facile che gli errori emergano e vengano analizzati bene, le regole vengono viste come funzionali agli obiettivi, chi è teso ad avvicinarsi a una meta ha più chances di successo di chi è preoccupato di evitare pericoli. L'effetto del *framing* sulla disponibilità a rischiare è comunque uno dei fattori decisivi per la buona riuscita delle iniziative di gestione del rischio.

Bias dell'omissione

Noi siamo più preoccupati di evitare le conseguenze negative di qualcosa che facciamo che di qualcosa che non facciamo. Tra l'eventualità che io faccia vaccinare mio figlio e il vaccino provochi gravi complicanze e l'eventualità che io non lo faccia vaccinare e la malattia contro cui agisce il vaccino gli crei seri problemi, la prima, a parità di danni, appare generalmente più temibile. Ritov e Baron (1990) hanno visto che la maggior parte delle persone non è disposta a sottoporre un figlio a una vaccinazione che potrebbe avere effetti collaterali fatali, anche se il rischio di morte della malattia è superiore a quello della vaccinazione. Il 25% delle persone è disposto a ricorrere al vaccino solo nel caso in cui non ci siano rischi letali. Una scelta decisamente irrazionale, visto che sull'altro piatto della bilancia bisogna mettere il rischio di morte dovuto alla malattia.

Il *bias* dell'omissione ovviamente si fa sentire anche quando le scelte riguardano noi. Le persone, se sanno che un intervento è rischioso, possono preferire andare incontro ai rischi della malattia piuttosto che dell'intervento, almeno finché il divario tra i due rischi non supera una certa soglia.

Anche il medico nella scelta della condotta terapeutica può essere tentato di preferire i rischi dell'inazione ai rischi dell'azione. Ad esempio, ci sono medici che tendono a trattare con potassio per bocca anche ipokaliemie significative, specie se hanno difficoltà a ospedalizzare il paziente. Probabilmente pensano che gli eventuali danni da infusione del potassio abbiano un impatto maggiore di quelli che potrebbero derivare da una mancata terapia infusionale. La medicina difensiva trova nel *bias* dell'omissione un terreno mentale favorevole.

NOTE

1. La formula standard del teorema di Bayes si può esprimere così:

probabilità a posteriori = probabilità a priori x rapporto di verosimiglianza

Il rapporto di verosimiglianza si ottiene dividendo la probabilità condizionata, la probabilità cioè che un evento segnalato da un'informazione nuova ha di verificarsi qualora l'ipotesi di partenza sia vera, per la probabilità che quell'evento ha di verificarsi in altre circostanze, vale a dire nel caso in cui l'ipotesi di partenza non sia vera.

2. Gli strumenti cognitivi grazie ai quali categorizziamo, le rappresentazioni mentali su cui ci basiamo per raggruppare gli oggetti in classi, sono i *concetti*. Spesso a un concetto corrisponde un'etichetta verbale, ma si può possedere un concetto senza disporre di un'espressione per indicarlo. In effetti i concetti vanno distinti dal linguaggio, in quanto *puro contenuto ideativo*, di per sé senza forma linguistica. Quando esprimiamo un concetto a parole è perché abbiamo compiuto una serie di operazioni per trasformare la rappresentazione mentale in espressione linguistica. Lo facciamo automaticamente, senza accorgercene, cosa che può indurci a confondere piano ideativo e piano del linguaggio. Di norma i concetti sono *espliciti*: siamo consapevoli di averli e siamo in grado di ricostruirne grosso modo i contenuti. Esistono però anche concetti *impliciti*, che di fatto adoperiamo per risolvere problemi e svolgere compiti, ma che non sappiamo di avere e non sapremmo descrivere.

3. I concetti non forzano tutti allo stesso modo la realtà, ma ve ne sono di più rigidi e di più flessibili: si parla di concetti *definiti e sfuocati*. Tutto dipende da com'è fatto il concetto. Ma come sono fatti i concetti?

Fin dall'antichità i filosofi si sono chiesti che cosa fossero e come fossero fatti i concetti. Di recente la psicologia ha ripreso in chiave scientifica le riflessioni della tradizione filosofica e ha fatto significativi passi avanti nel chiarire la struttura dei concetti, anche grazie alle intelligenze artificiali. Delle varie ipotesi avanzate circa la struttura dei concetti sono essenzialmente tre quelle che reggono alle prove empiriche.

Secondo la *teoria classica*, che risale a Platone e ad Aristotele, un concetto è una definizione, cioè un insieme di attributi che definiscono la categoria cui ci si riferisce. Ad esempio, il concetto di "scapolo" è formato dagli attributi "maschio", "adulto" e "non sposato". Ciascun attributo è necessario alla definizione (bisogna averli tutti e tre per essere scapoli) e tutti insieme sono sufficienti (non ne occorrono altri per definire uno scapolo). Il concetto delimita perfettamente i confini della categoria e consente di identificare senza dubbi i casi presi in esame: ha un *alto potere discriminante*.

Filosofi e psicologi hanno messo in evidenza fatti che contraddicono la teoria classica e fanno pensare all'esistenza di concetti che non consistono in definizioni. Stando alla teoria classica noi dovremmo rintracciare in tutti gli esemplari di una categoria gli attributi che li accomunano. Sennonché, come ha messo in evidenza il filosofo viennese Wittgenstein (1953), analizzando la categoria dei giochi, le componenti di una categoria possono avere un'*aria di famiglia*, senza avere attributi comuni a tutti. In contrasto con la teoria classica è anche il fenomeno della *tipicità*. Ci sono esemplari di una categoria che consideriamo più rappresentativi ed esemplari per noi meno rappresentativi, sebbene gli uni e gli altri posseggano gli attributi comuni. Ad esempio, Tarzan a rigore è uno scapolo, in quanto adulto, maschio e non sposato, ma per noi non è un buon esempio di scapolo, perché non ha avuto molte occasioni di sposarsi e perché conduce una vita isolata del tutto particolare. Ci sono poi i *casi dubbi*, difficili da collocare in questa o quella categoria. Ad esempio, una sedia, un tavolo, un letto sono senz'altro mobili. Ma che dire di un lampadario o di un quadro?

La *teoria del prototipo* (Rosch et al. 1976) consente di spiegare i fatti che contraddicono la teoria classica. Il concetto consiste nella rappresentazione dell'esemplare più tipico, con la più spiccata aria di famiglia, unita a una serie di informazioni aggiuntive sulla struttura della categoria, in particolare circa i rapporti tra il prototipo e gli esemplari che se ne discostano.

Rifarsi a un prototipo consente di cogliere la varietà di casi particolari che compongono una categoria sicuramente meglio che servendosi di una definizione. Il concetto imperniato sul prototipo è più sfuocato: ha meno potere discriminante, ma più *capacità descrittiva*. Eppure noi a volte riusciamo a essere ancora più descrittivi di quanto consentano i concetti basati su prototipi. Riusciamo a cogliere con facilità particolari e sfumature che si allontanano dalla rappresentazione prototipica. Questo ha portato a sviluppare la *teoria degli esemplari*, per cui un concetto è uno schema che racchiude descrizioni accurate dell'intera categoria, esemplare per esemplare. Per non immagazzinare una quantità esorbitante di informazioni, anziché formarci rappresentazioni dei singoli esemplari, organizziamo i dati relativi a ciascuno in *schemi*. In pratica costruiamo una matrice, una struttura a caselle (es. componenti, materiale, funzioni, ecc.), che ci permette di riempire flessibilmente ciascuna casella con le informazioni relative al singolo esemplare (es. componenti: manico e incavo).

Le varie teorie sui concetti sono state contrapposte, ma sembra oggi evidente che tutte e tre sono valide. Possediamo sia concetti fatti di definizioni, sia concetti prototipici, sia schematici. I concetti fatti di definizioni sono i più definiti, mentre gli schematici sono i più sfuocati e i prototipici si collocano a metà strada. Si va così da un massimo di potere discriminante con un minimo di descrittività fino a un massimo di descrittività con un minimo di potere discriminante. Ovviamente gli effetti di accentuazione sono marcati con i concetti fatti di definizioni, modesti con i concetti schematici e di grado intermedio con i prototipici.

Fatto interessante, possiamo rappresentare in tutti e tre i modi la stessa categoria e, quando ci lavoriamo mentalmente, adoperare questo o quel tipo di concetto a seconda dei casi. Ad esempio, Armstrong et al. (1983) hanno visto che le persone, quando fanno calcoli matematici, utilizzano il concetto definito di pari: "numero divisibile per due". Quando però si chiede loro se considerano un numero pari più tipico il 4 o il 106, trovano meno tipico il secondo. Evidentemente stanno usando un concetto sfuocato di pari, più "psicologico", legato alle sensazioni suscitate dai numeri. La possibilità di rappresentare la stessa categoria in più forme concettuali è una grande risorsa: ci consente di sfruttare al tempo stesso potere discriminante e descrittività e di gestire adeguatamente gli effetti dell'accentuazione.

Anche in medicina si adoperano correntemente i tre tipi di concetti. Ad esempio, nella diagnostica i concetti definiti in linea di massima sono quelli che si ricavano dalle descrizioni manualistiche dei quadri clinici, che mettono l'accento sui tratti che caratterizzano i casi che rientrano in una data categoria diagnostica. Sono in genere prototipici invece i concetti che ci si forma dallo studio o dall'esperienza diretta di casi paradigmatici. Quando si ha esperienza di ampie casistiche e si studiano rassegne, si tende a formarsi concetti schematici.

4. Il medico è meno esposto a errori diagnostici da accentuazione, se dispone di concetti nosografici schematici, oltre che di prototipici e definiti, e si muove con elasticità tra i vari tipi di concetti. Questo dice quanto è importante in medicina non limitarsi allo studio dei quadri clinici e all'esame di casi paradigmatici, ma lavorare sulle rassegne, addentrandosi nelle descrizioni di numerosi singoli casi e organizzando mentalmente gli aspetti particolari che presentano.

5. La nozione di schema è stata introdotta nelle scienze cognitive da Bartlett, famoso psicologo inglese, in un suo lavoro sulla memoria del 1932. La nozione si è però affermata nello studio della mente solo quarant'anni dopo, quando gli schemi sono stati impiegati con successo nel campo delle intelligenze artificiali e si sono accumulate prove che anche la mente umana ne fa uso. Per il ricercatore di intelligenze artificiali lo schema è l'organizzazione da dare alle informazioni immesse nel computer affinché la macchina possa comportarsi in maniera intelligente. In famose esperienze ormai classiche, Schanck e Abelson

(1977), servendosi di script, cioè schemi di come si svolgono attività quotidiane, hanno ottenuto che il programma SAM (*Script Applier Mechanism*) fosse capace di comprendere racconti di vita come può comprenderli uno di noi.

Uno schema è formato da una *matrice*, una struttura a caselle, e da un *corredo di informazioni* cui attingere per riempire i vuoti delle caselle. Per ogni casella esistono più *contenuti opzionali*, tra i quali a seconda dei casi è possibile scegliere. Ci sono poi *contenuti di default*: di base i più probabili, da inserire nelle caselle in assenza di particolari indicazioni. Grazie alla loro struttura gli schemi conciliano il rispetto di determinati principi astratti con la flessibilità necessaria per interpretare l'enorme variabilità con cui le cose e i fatti si presentano.

6. I filosofi fin dall'antichità si sono interrogati sul rapporto tra pensiero ed esperienza. Molti hanno sostenuto in vari modi che l'esperienza è guidata dall'alto, dal pensiero. Nel Novecento in filosofia della scienza si è imposta prepotentemente la convinzione che i fatti non sono preteorici, entità a sé stanti, che esistono prima ancora di qualsiasi teoria sulla realtà e indipendenti da ciò che pensa chi le osserva. È apparso sempre più chiaro che i fatti sono – come si dice – *theory laden* (carichi di teoria). Le teorie sono vere e proprie "grammatiche osservative", sistemi di regole che ci dicono come leggere (selezionare, riconoscere, arricchire, integrare) gli input che ci vengono dal mondo esterno. Questo non vuol dire che la realtà osservativa venga definita esclusivamente attraverso un'elaborazione *top down*, a partire dal pensiero, cioè che gli input presi di per sé non contino. C'è piuttosto un va e vieni dal basso verso l'alto e dall'alto in basso.

7. La scienza ha bisogno da un lato di essere tesa a rivedere le convinzioni che va maturando e così progredire, dall'altro di mantenere abbastanza saldo l'edificio della conoscenza scientifica, evitando che si disgreghi per effetto di un eccesso di innovazione. Lo storico e filosofo della scienza Kuhn (1962) ha descritto questa dialettica interna alla ricerca scientifica utilizzando la distinzione tra scienza *normale* e scienza *rivoluzionaria*.

A suo avviso nella storia della scienza ci sarebbero fasi in cui la ricerca di un settore accumula dati in modo disordinato ed è caratterizzata da scuole di pensiero in concorrenza, senza che una si imponga sulle altre: sono i *periodi preparadigmatici*. In una fase successiva emerge un paradigma, un modo di pensare che viene diffusamente riconosciuto come l'impostazione da seguire in quell'ambito. Si entra così in un *periodo di scienza normale*. In questi periodi la scienza tende a essere dogmatica. La realtà viene fatta rientrare a forza negli schemi del paradigma, ignorando o trattando con costrutti di autoconvalida i dati non congruenti. Gli scienziati, anziché porsi problemi di fondo, si dedicano a risolvere rompicapi, problemi di dettaglio che hanno già soluzioni assicurate dal paradigma. Le giovani leve vengono socializzate a pensare e a operare secondo l'impostazione dominante. Col tempo i dati incongruenti si accumulano e i costrutti di autoconvalida appesantiscono la tradizione. Il paradigma può allora entrare in crisi e si entra in un *periodo rivoluzionario*. Vengono messi in discussione metodi e assunti teorici, nascono spesso questioni metafisiche dibattute e si va verso un nuovo paradigma.

La concezione della scienza di Kuhn sembra molto più realistica di quella del falsificazionismo di Popper (1959), secondo il quale gli scienziati sono sempre alla ricerca di prove empiriche in grado di smentire le proprie ipotesi (cfr. pag. 14). Il falsificazionismo sembra tener conto solo del lato strettamente razionale della ricerca scientifica e parte dal presupposto che l'unico obiettivo sia avanzare nella conoscenza, trascurando l'obiettivo di salvaguardare il patrimonio di conoscenza acquisito.

8. Per una rassegna del dibattito tra disposizionisti, che fanno dipendere il comportamento dalle caratteristiche individuali, e situazionisti si può vedere il libro di Krahé (1992). La questione è stata sollevata prepotentemente da un famoso libro di Mischel (1968), che, rifacendosi agli studi classici di Hartshorne e May, sosteneva che i comportamenti sono dettati dalle situazioni e che le tecniche tese a ricostruire la personalità sono senza fondamento. Se si ha un approccio scientifico, tutto ciò che si dovrebbe fare è descrivere i comportamenti nelle diverse circostanze, senza azzardare conclusioni su ciò che le persone sono. Mischel arriva a conclusioni drastiche, che il dibattito successivo ha ridimensionato. Come ha osservato Epstein (1979), a un esame attento tendenze generali della persona si riscontrano. Se consideriamo il comportamento medio di un individuo in un gran numero di situazione diverse, linee di tendenza personali emergono. Sappiamo anche che ci sono persone che variano maggiormente i comportamenti a seconda delle situazioni (soggetti ad alto self-monitoring) e persone (a basso self-monitoring) che tendono a comportarsi allo stesso modo a prescidere dalle situazioni. Ci sono poi caratteristiche di sé che le persone considerano centrali e che in effetti tendono a restare più costanti.

L'arte del clinico
e la gestione della mente

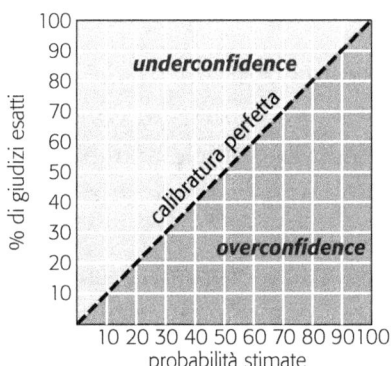

Una componente trascurata

Su che cosa si basa il lavoro del buon clinico? Certamente sono il gioco il sapere, l'esperienza e la diligenza, senza dimenticare il rispetto dei principi deontologici e delle norme giuridiche e sociali che governano la professione. Troviamo ragionevole aggiungere doti personali, di sensibilità, comunicazione, leadership, lavoro di team, resistenza allo stress e via dicendo.

Da quel che si è detto fin qui è evidente che dobbiamo aggiungere un altro elemento: la buona gestione della mente. Nelle diverse attività che svolge, dalla diagnosi alla terapia, al rapporto coi pazienti o con la tradizione medico-scientifica, lo strumento principale adoperato dal clinico è la sua mente, ma la mente può essere di grande aiuto in queste attività, come può tradire.

Calibrare la fiducia nei propri giudizi

Per decidere stimiamo l'affidabilità dei nostri giudizi. Il medico abitualmente prende decisioni in condizioni di incertezza, basandosi su ciò che giudica sufficientemente probabile, non assolutamente certo. Non può fare diversamente, dato che la certezza di norma non è attingibile.

Tra più ipotesi diagnostiche o prognostiche si sceglie la più probabile. Tra più terapie quella che ha maggiore probabilità di dare esiti favorevoli e ottimizzare i benefici in rapporto ai costi e ai danni. Prima di comunicare una diagnosi, una scelta terapeutica, una prognosi si aspetta che il giudizio maturato sia sufficientemente probabile. Più l'impatto della comunicazione è significativo, più alto è il grado di probabilità preteso.

Solitamente le terapie vengono intraprese quando la diagnosi è ragionevolmente certa, vale a dire quando la probabilità che sia esatta ha raggiunto un grado ritenuto soddisfacente. Se si sta aspettando un esame che può essere dirimente, ma che richiede tempo e ci sono motivi per non rischiare di lasciare il paziente senza terapia, ci si accontenta di probabilità più basse. Quando i trattamenti sono rischiosi o hanno effetti collaterali, si pretendono probabilità più alte.

Il paziente viene sottoposto a un esame se la probabilità che soffra della patologia che così può essere svelata è ritenuta tale da giustificarlo. La soglia di probabilità accettabile varia a seconda del costo e dell'invasività dell'esame.

Siccome per decidere devono valutare quanto sono probabili convinzioni e previsioni, i medici finiscono per stimare costantemente il grado di affidabilità dei propri giudizi. Lo fanno in maniera più o meno intuitiva. Ma sono accurate le loro valutazioni?

A un controllo statistico: pecchiamo di overconfidence. Per stabilire se qualcuno valuta adeguatamente l'affidabilità dei propri giudizi non possiamo basarci su un'unica stima. Immaginiamo di avanzare un pronostico sulle prossime elezioni e di stimare intorno all'80% la probabilità di indovinare. Qualora il pronostico non si avveri, potremo legittimamente pensare che siamo nel 20% di probabilità di sbagliare. Per stabilire se le nostre valutazioni sono accurate, abbiamo bisogno di un'indagine statistica: dobbiamo prendere in esame parecchie stime e andare a vedere se alle probabilità stimate corrisponde un numero paragonabile di giudizi esatti. Se in 100 casi abbiamo stimato dell'80% la probabilità di indovinare e abbiamo indovinato 50 volte, evidentemente stiamo sopravvalutando l'affidabilità dei nostri giudizi. Ripetendo le indagini per valori diversi delle probabilità stimate si ottengono le cosiddette *curve di calibrazione,* che consentono un confronto sistematico tra probabilità stimate e percentuali di giudizi che si sono rivelati esatti (figura nella pagina seguente).

Le ricerche empiriche indicano che in generale le persone tendono all'*overconfidence*: sovrastimano l'affidabilità dei propri giudizi, dimostrando una fiducia eccessiva nelle proprie prestazioni (McClelland e Bolger, 1994). Più di rado si riscontra *underconfidence* e solo eccezionalmente le stime di affidabilità sono ben calibrate. L'*overconfidence* tende a diminuire con i compiti più facili,

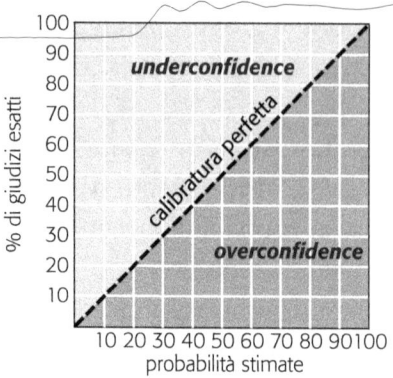

Curve di calibrazione

Quando la curva di calibrazione è perfetta – cosa che non si riscontra praticamente mai –, a tutte le probabilità stimate corrisponde un'eguale frequenza di giudizi esatti. Vuol dire che valutiamo in maniera ineccepibile l'affidabilità dei nostri giudizi. Le curve che si discostano dalla calibratura perfetta indicano *overconfidence*, se le stime sono sistematicamente superiori alle percentuali di giudizi esatti, o *underconfidence* in caso contrario.

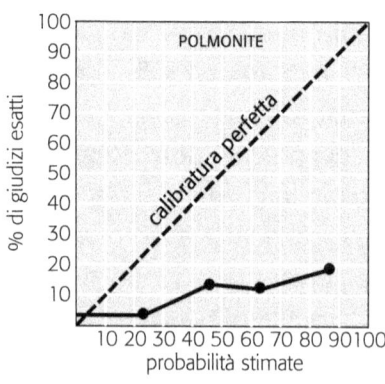

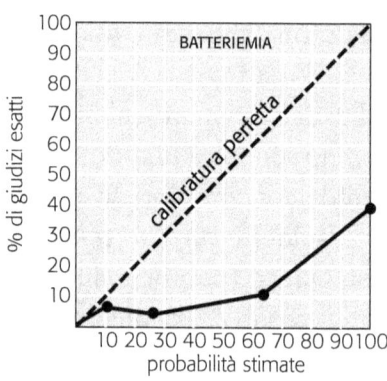

Overconfidence in classici studi

Sulla sinistra la curva di calibratura dello studio di Christensen-Szalanski e Bushyhead sulle diagnosi di polmonite e sulla destra dello studio di Poses e Anthony sulle batteriemie. Le curve di calibratura sono decisamente lontane dalla calibratura perfetta.

fino a trasformarsi in *underconfidence* quando i giudizi sono molto facili. Evidentemente le persone non si rendono conto di quanto è facile sbagliare azzardando un giudizio impegnativo e guardano con sospetto ai giudizi ovvi.

L'*overconfidence* è stata più volte riscontrata anche nei medici. Christensen-Szalanski e Bushyhead (1981) hanno chiesto a 9 medici, che avevano visitato 1531 pazienti con disturbi respiratori, di stimare la probabilità che fosse esatta la diagnosi di polmonite fatta sulla base dell'esame obiettivo e dell'anamnesi. Come mostra la curva di calibratura costruita grazie ai riscontri radiografici, l'*overconfidence* era marcata: le percentuali di giudizi corretti arrivavano al più al 20%, mentre le stime di probabilità si spingevano oltre l'80% (in basso a sinistra nella figura).

In uno studio di Poses e Anthony (1991) in 227 casi di sospetta batteriemia i medici, in attesa della risposta dell'emocultura, stimavano la probabilità che l'esame fosse positivo. Anche qui è emersa *overconfidence*. Addirittura di 5 casi in cui i medici erano certi della batteriemia (stime del 100%) solo in 2 c'era (in basso a sinistra nella figura).

Effetti dannosi dell'overconfidence. L'*overconfidence* può essere fonte di decisioni non ottimali, se non di veri e propri errori. I risultati dello studio di Poses e Anthony sulle emoculture lasciano presumere che in attesa delle risposte siano stati trattati con antibiotici molti pazienti che non ne avevano bisogno, con costi ed effetti collaterali evitabili. D'altra parte l'*overconfidence* può manifestarsi anche quando il medico esclude una patologia, con rischi di solito superiori.

Com'è stato messo in evidenza (Friedman et al., 2001) l'*overconfidence* riduce il ricorso a sussidi, che possono rivelarsi molto utili nella diagnosi e nella terapia. Il medico che si fida molto dei propri giudizi non sente il bisogno di consultare la letteratura, di confrontarsi con i colleghi, di chiedere pareri, approfondire le indagini, avvalersi di linee guida, di procedure formali o di altri strumenti di sostegno.

Overconfidence ed esperienza. Si potrebbe pensare che l'*over-confidence* sia dovuta all'inesperienza: a forza di raccogliere feedback nella pratica clinica i medici dovrebbero calibrare sempre meglio la fiducia nei propri giudizi. Senonché gli studi suggeriscono che l'*overconfidence* è maggiore nei medici esperti. Dawson et al. (1993), ad esempio, hanno visto che prima del cateterismo cardiaco i più esperti sovrastimavano ancor più dei meno esperti la bontà delle proprie previsioni circa i parametri emodinamici.

Come mai l'esperienza non rende più calibrate le stime di affidabilità dei giudizi? Una ragione è che i feedback tendono a essere considerati caso per caso. Se tenta di esaminare più giudizi espressi nel tempo, il medico finisce per fare una statistica mentale, soggetta – come dimostra l'euristica della disponibilità – a distorsioni. C'è poi l'*hindsight*. Siccome le stime sono intuitive e non vengono formalizzate, il medico può convincersi in forza del senno di poi che fossero più vicine al vero di quanto in effetti erano. Dove sta scritto che avevamo valutato del 90% la probabilità della polmonite? Non avevamo neppure espresso una cifra precisa. Se la polmonite non c'è, la nostra mente può tranquillamente indurci a pensare che la stima fosse più bassa.

L'esperienza può aiutare a calibrare la fiducia nei propri giudizi, a patto che si adotti un metodo sistematico di autovalutazione. Occorre ogni volta stimare con precisione le probabilità assegnate ai giudizi, dichiararle e annotarle. Bisogna annotare anche i riscontri ottenuti e periodicamente esaminare i dati.

Come si spiega la tendenza all'*overconfidece?* Griffin e Tversky (1992) sostengono che per valutare l'affidabilità di un nostro giudizio ci basiamo sulla *forza (strenght)* e sul *peso (weight)* delle prove di cui ci siamo serviti. La forza è l'evidenza e il valore che le prove hanno prese singolarmente, mentre il peso è il valore che hanno nel giudizio complessivo. È come se noi ci ponessimo due domande: in che misura queste si possono considerare prove? quanto contano in un giudizio del genere? L'*overconfidence* è dovuta al fatto che finiamo per sottostimare il peso delle prove. Valutiamo come prima cosa la forza e poi restiamo ancorati a questa valutazione, per cui non correggiamo adeguatamente le stime in ragione del peso. Le prove evidenti ci fanno apparire il giudizio molto probabile, anche se quelle prove nel complesso contano poco.

Il modello di Griffin e Tversky si applica bene all'*overconfidence* dei medici. Immaginiamo che un'uveite, un'aftosi, le origini mediterranee del paziente e un antigene HLA-B51 ci facciano pensare a una malattia di Behçet (cfr. pag. 27). Le prove ci sembrano significative, ma dobbiamo fare delle correzioni, perché la probabilità di base della malattia è bassa e perché i sintomi presenti sono pochi. A questo punto tendiamo a fare aggiustamenti insufficienti e la nostra diagnosi ci sembra più affidabile di quello che è. Discussioni con i colleghi, uno studio attento della letteratura, il parere di chi lavora in un centro di riferimento o i protocolli diagnostici possono trarci d'impaccio, ma se nutriamo *overconfidence* potremmo non sentire il bisogno di questi sussidi.

Arrivare alla diagnosi

Il processo diagnostico e le sue insidie. Alla diagnosi si arriva attraverso un processo fatto di diverse operazioni, strettamente interconnesse, che in parte sono sequenziali e in parte corrono in parallelo (fig. nella pagina seguente). In ciascuna operazione si annidano insidie mentali, condizioni che possono spingerci a distorcere i giudizi. Nel processo diagnostico i passaggi sono concatenati, in modo tale che il precedente influenza il successivo e viceversa, come indicano le frecce che vanno e vengono nello schema della figura. Perciò l'errore in un'operazione si ripercuote sulle altre: anziché restare circoscritto, tende a diffondersi all'intero percorso diagnostico. Questo rende l'attività diagnostica particolarmente vulnerabile alle distorsioni cognitive.

Sentir dire che è così facile sbagliare nel lavoro mentale della diagnosi può meravigliare. In fin dei conti – pensiamo – non sono

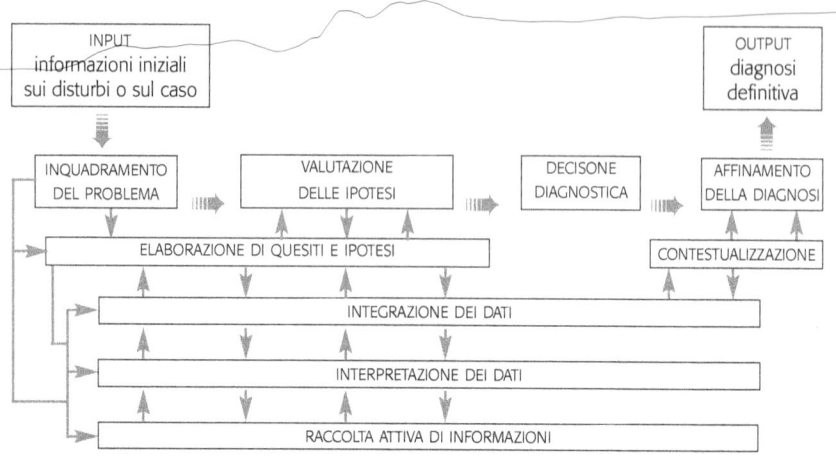

Il processo diagnostico

Il modello è indubbiamente schematico, ma consente di isolare le diverse operazioni. Distinguerle è importante perché le distorsioni cognitive cui il medico è soggetto variano dall'una all'altra.

tante le diagnosi errate. Sennonché le cose non stanno proprio così. Varie indagini indicano che gli errori diagnostici con conseguenze gravi oscillano tra il 15% e il 30% circa degli errori medici e concorrono significativamente alle sequele giudiziarie (Wu et al., 1991; Bartlett, 1998; Prodbregar et al., 2001; Shojania et al., 2004). Le percentuali salgono significativamente nel caso di patologie difficili da diagnosticare o che richiedono un riconoscimento tempestivo (Burton, Troxclair, Newman, 1998; Gorter, 2002). Nei reparti di emergenza capita con una certa frequenza di omettere la diagnosi di patologie importanti o al contrario di diagnosticarle quando non ci sono (MacCarthy et al., 1993; O'Connor et al., 1995; Keffer, 1996; Pope et al., 2000; Espinosa e Nolan, 2000). Non si può neppure dire che nel novero delle diagnosi effettuate quelle errate siano poche. Ad esempio, nello studio citato di Pope et al. l'infarto miocardico al pronto soccorso sfuggiva nel 2% dei casi. Nello studio di Expinosa e Nolan delle diagnosi radiologiche effettuate nel corso di un anno in un grande ospedale americano il 3% risultavano errate.

Non tutti gli errori commessi nelle procedure diagnostiche danno conseguenze manifeste. Può accadere, ad esempio, che si arrivi alla diagnosi corretta con un ritardo ininfluente o scarsamente influente ai fini dell'assistenza. A volte durante l'iter diagnostico un'evoluzione della malattia o altri eventi possono indirizzare correttamente il medico che aveva preso una via sbagliata. In certi casi l'errore diagnostico resta misconosciuto: il paziente va avanti a condurre una vita relativamente normale senza che si immaginino i benefici di un corretto trattamento oppure si assiste a un miglioramento dovuto ad altre ragioni o alla stessa terapia basata sulla diagnosi errata. Dobbiamo aspettarci che gli errori diagnostici incidano più di quanto risulta dagli studi sugli errori con conseguenze gravi.

A dispetto della loro effettiva incidenza, gli errori diagnostici tendono a essere sottostimati. Podgrebar et al. (2001) in un reparto di terapia intensiva, sulla base dei riscontri autoptici, hanno stimato il 10% di errori diagnostici. Eppure la maggior parte dei medici era totalmente certa o quasi certa delle diagnosi effettuate. In un'indagine di Blendon et al. (2002) meno del 30% dei medici interpellati ricordava un errore diagnostico nella sua esperienza clinica dell'ultimo anno. Del resto, quando si mettono in piedi sistemi per migliorare la qualità o gestire il rischio clinico, generalmene si dà poco peso alla diagnosi, mentre ci si concentra sulle sale operatorie o su altre pratiche invasive, già molto controllate.

Alla base della sottovalutazione degli errori diagnostici probabilmente ci sono gli stessi meccanismi per cui l'esperienza non è in grado di correggere l'*overconfidence*. Esaminando un caso alla volta gli errori possono sfuggirci (in fin dei conti avevamo puntato su una probabilità, non su una certezza) e l'*hindsight* ci fa apparire le nostre diagnosi meno sbagliate di come effettivamente sono state.

Evidentemente migliorare la qualità delle diagnosi (del singolo, di un'unità operativa, un ospedale) è importante: può avere ricadute significative sulla qualità dell'assistenza. Fatto interessante, le chance di miglioramento sono legate essenzialmente alla gestione della mente, diversamente da quanto accade in altri ambiti, dove contano di più le risorse materiali.

Per capire come la nostra mente può tradirci nell'iter diagnostico, conviene prendere in esame una per una le varie operazioni che si compiono. Le fonti di errore e le distorsioni che possono intervenire sono infatti diverse a seconda che stiamo inquadrando il problema o che raccogliamo informazioni o che siamo impegnati in un'altro momento del processo.

Inquadrare il problema. Fare diagnosi vuol dire rintracciare con fondate ragioni una patologia in grado di spiegare il problema clinico del paziente. Il primo passo dell'iter diagnostico consiste proprio nel definire il problema clinico. Si tratta di prendere in esame diversi elementi (disturbi riferiti dal paziente, informazioni diagnostiche di cui il paziente dispone già, eventi morbosi precedenti che racconta, segni osservabili), selezionare quelli rilevanti e collegarli, in modo da ricavarne un quadro ritenuto meritevole di spiegazione diagnostica.

Solitamente l'operazione di inquadrare il problema diagnostico viene data per scontata. Si tende a pensare che il problema debba imporsi con evidenza. Sotto c'è l'idea che per capire qual è il problema basti un'elaborazione *bottom up*, guidata dai dati a disposizione. Non si ha sufficientemente chiaro che invece, se si arriva a concludere che il problema è questo e non quello, è anche in forza di un'elaborazione *top down*, guidata dalle idee che si hanno già. È a partire da ciò che ha in mente che il clinico sceglie gli elementi da considerare, li interpreta e li compone in un quadro. L'inquadramento del problema diagnostico è in effetti una costruzione mentale fatta in un va e vieni dal basso in alto e dall'alto in basso.

Siccome si tratta di costruire una rappresentazione della realtà, non semplicemente di registrarla, è relativamente facile essere depistati e focalizzare un problema inesistente o secondario. Il rischio è serio: se sbagliamo a inquadrare il problema diagnostico, orienteremo erroneamente il lavoro successivo.

A volte il medico si ancora da un lato a una casistica o a un problema clinico che ha in mente e dall'altro a qualche dato relativo al caso in esame, che si collega a quanto ha in mente. Un ginecologo, per inquadrare il problema diagnostico di una paziente nuova, chiede quale sia il motivo del consulto. La paziente comincia a raccontare la sua storia di menorragie da fibromatosi uterina che la costringono da anni a ripristinare continuamente le riserve di ferro e a convivere per lunghi periodi con l'anemia. Il medico pensa a una convinzione che ha maturato con l'esperienza e attraverso il confronto con colleghi: quando un utero fibromatoso provoca continue anemizzazioni per anni, ci sono effetti tali sull'organismo da imporre l'isterectomia. Ha davanti un caso tipico, l'inquadramento è fatto.

La paziente prova a dire che ci sono avvisaglie della menopausa, le menorragie si sono notevolmente ridotte, l'emoglobina agli ultimi esami va meglio. Il ginecologo resta però della sua idea: "anche con la menopausa – spiega – un utero così continua a dare problemi". Resta della sua idea anche quando la paziente dice di affaticarsi con facilità e di avere dolori disfagici: "sono tipici sintomi di anemia". Per il resto della visita il medico mira a valutare l'opportunità dell'isterectomia e a convincere la paziente.

Il motivo vero per cui la paziente si trova lì, che tra l'altro è la ragione per cui il suo curante l'ha inviata al consulto specialistico, non emerge. Negli ultimi tempi la paziente ha avuto, oltre all'affaticabilità e alla disfagia, un significativo dimagramento, per il quale sta indagando in diverse direzioni. Dal ginecologo si vuole sapere se la premenopausa potrebbe essere considerata responsabile, almeno in parte, dei disturbi e se non ci siano altre patologie ginecologiche che meritino di essere indagate.

A fuorviare il ginecologo hanno cospirato almeno tre *biases*: l'euristica della disponibilità, l'euristica della rappresentatività, l'autoconvalida (cfr. pagg. 45-50 e 73-80). Il ginecologo ha ritenuto altamente probabile che il problema fossero le menorragie, perché gli sono subito venuti in mente casi analoghi e perché quel che diceva la paziente quadrava con la sua rappresentazione di quei casi.

I meccanismi di autoconvalida gli hanno poi impedito di cambiare idea dinanzi alle evidenze contrarie che la paziente portava.

Nel caso del ginecologo la paziente si è sforzata di fornire elementi utili a inquadrare correttamente il problema. Spesso però il paziente non svela ciò che più conta, ha in mente altro e sta al clinico capire al di là delle apparenze. In questi casi più che altro tradisce l'effetto distorsivo degli schemi: la presentazione del problema che il paziente fa attiva nella nostra mente degli schemi, restiamo prigionieri di quelli e trascuriamo dettagli incongrui (cfr. pag. 66 e segg.).

Può capitare che il medico venga messo fuori pista dall'inquadramento del problema fatto dal collega o dai colleghi che hanno visto il paziente prima di lui. In questi casi è principalmente l'*hindsight* a rendere difficile sganciarsi dal quadro già dato: col senno di poi, alla luce dei giudizi dei colleghi, questo sembra più probabile di quanto sembrerebbe partendo da zero (cfr. pag.80 e segg.). Entra in gioco anche l'euristica dell'ancoraggio: la probabilità stimata dai colleghi diviene un riferimento da cui è difficile discostarsi (cfr. pagg. 51-53). Possono intervenire anche influenze distorcenti"calde», come il bisogno di sicurezza e il *bias* di Pollyanna, che spinge a pensare che siamo in un mondo in cui gli errori diagnostici sono più rari di quel che sono (cfr. pag. 86 e segg.).

In ogni caso gli errori di inquadramento diagnostico sono favoriti dalla tendenza a essere centrati su di sé. Il medico ha meno probabilità di farsi fuorviare dai giudizi dei colleghi, dalle idee che ha in mente, da ciò che il paziente dice o non dice, se in questa fase dell'iter diagnostico è capace di *decentramento*. Si tratta di mettere da parte il proprio stato mentale, di prestare meno attenzione alle impressioni, ai problemi, alle convinzioni, agli obiettivi che si hanno in mente, per uscire idealmente da sé e concentrarsi su fonti esterne di informazione. Occorre decentrarsi in due sensi diversi.

Da un lato bisogna concentrarsi sul paziente, il che significa lasciarlo parlare e ascoltarlo. Come numerose ricerche empiriche hanno messo in evidenza (Todd, 1983; West, 1984; Mishler, 1984; Frankel, 1990; ten Have, 1991), durante il colloquio clinico la comunicazione medico-paziente abitualmente è asimmetrica. È il medico a prendere le iniziative, a porre le domande, a strutturare l'intervista, a orientarne gli sviluppi e a delimitare l'ambito dei contenuti rilevanti. Questo modo di procedere è stato criticato perché lascia poco spazio alla partecipazione del paziente e non è in sintonia con l'umanizzazione della medicina. Si direbbe però funzionale all'esigenza di raccogliere informazioni a scopo clinico: prendendo in mano il colloquio, il medico rende efficiente la raccolta di informazioni ed evita inutili perdite di tempo e risorse. Senonché, almeno in fase di inquadramento diagnostico, risulta disfunzionale. Limita l'esplorazione delle informazioni che il paziente è in grado di portare e fa correre al medico il rischio di ancorarsi ad alcuni elementi trascurandone altri.

Se il ginecologo avesse lasciato parlare la paziente più liberamente, avrebbe allargato l'orizzonte della sua esplorazione e avrebbe finito per inquadrare meglio il problema. Dire che una gestione asimmetrica del colloquio è preferibile è come dire che il medico sa che cosa cercare prima ancora di cercare o che può essere sicuro dell'orientamento da dare all'indagine già dalle prime battute. Invece, se non si vogliono correre rischi, bisogna sospendere il giudizio finché non si è cercato abbastanza. Fa parte dell'arte della diagnosi riuscire a conversare liberamente con il paziente arrivando lo stesso a inquadrare il problema in tempi brevi, con in più il vantaggio di non aver limitato forzosamente l'indagine.

Uscire da sé per concentrarsi sul paziente è un *decentramento sociale*. In fase di inquadramento è essenziale però anche un *decentramento cognitivo*. Essere decentrati cognitivamente vuol dire rendersi conto che la stessa realtà può essere rappresentata in modi diversi. Chi si decentra cognitivamente si chiede continuamente: in quali altri modi si può vedere ciò che vedo? Il ginecologo ha continuato a vedere il problema in termini di fibromatosi, menorragia e anemizzazione, senza interrogarsi circa sguardi alternativi. Anche chi resta ancorato all'inquadramento del collega o si lascia fuorviare dal primo schema attivato difetta di decentramento cognitivo.

Per decentrarsi cognitivamente il medico ha a disposizione un sistema semplice: consultare mentalmente il sapere medico che ha appreso. Deve lasciar perdere i casi e i problemi clinici che ha in mente e aprire davanti a sé il libro della medicina. Invece di sentirsi forte per l'esperienza accumulata, consapevole della propria ignoranza, come uno studente, richiamerà alla mente ciò che ha studiato e ricorda.

Tutti noi diventiamo capaci di decentramento sociale a 2-3 anni e di decentramento cognitivo a 6 o 7. I medici poi posseggono un sapere vasto da consultare mentalmente mentre portano avanti il colloquio clinico. Come mai allora a volte non si decentrano sufficientemente? Una ragione comune è la preoccupazione di salvaguardare il proprio senso di sicurezza professionale. Stare ad ascoltare un paziente che parla liberamente può essere percepito come un abdicare al proprio ruolo professionale o lasciarsi andare a una deriva ingovernabile. Consultando mentalmente il sapere medico anziché la propria esperienza clinica è più facile scoprirsi in difetto e ci si trova ad ammettere con se stessi i limiti propri e della scienza medica.

Raccogliere informazioni. Per arrivare alla diagnosi il medico va in cerca di informazioni che raccoglie da colloqui con il paziente, dall'esame obiettivo e attraverso specifici accertamenti. Proprio perché implica la ricerca attiva di informazioni il lavoro diagnostico somiglia alla ricerca scientifica o alle indagini di polizia e differisce da altre prestazioni professionali in cui pure si applica un sapere.

La ricerca di informazioni va ottimizzata. Da un lato bisogna arrivare a una diagnosi con un grado sufficientemente alto di affidabilità. Dall'altro non tutte le informazioni potenzialmente utili vanno raccolte. La ricerca è limitata, oltre che da motivi economici e dai rischi e danni di certe indagini, da altri inconvenienti di solito meno considerati. Per il paziente passare il proprio tempo a sottoporsi ad accertamenti costituisce una limitazione dell'autonomia (Asch e Hershey, 1995). Le indagini poco utili possono interferire con attività diagnostiche e terapeutiche più incisive (Goitein, 1990). Concentrandosi sugli accertamenti medico e paziente rischiano di perdere di vista la situazione concreta, sia sul piano clinico che umano (Ong et al., 1995; Cook, 1997). C'è da dire poi che, come vedremo trattando dell'interpretazione e integrazione dei dati (cfr. pag. 132 e segg.), andare a cercare troppe informazioni può peggiorare le performance diagnostiche anziché migliorarle (Redelmeier, Shafir e Aujla, 2001).

Nella ricerca di informazioni diagnostiche si annidano varie insidie mentali e sono molte le cose cui fare attenzione.

• *Preferire le informazioni che consentono di escludere ipotesi.* Si tratta di guardarsi dalla tendenza alla conferma, che spinge a cercare informazioni pseudodiagnostiche (cfr. pag. 24 e segg.). Tra due riscontri obiettivi o esami strumentali, uno che può confermare la nostra ipotesi, l'altro che può smentirla confermando un'ipotesi alternativa anch'essa probabile, è più efficiente scegliere il secondo. Abbiamo più probabilità di stabilire rapidamente se la nostra ipotesi regge.

• *Stimare adeguatamente le informazioni non risolutive.* L'effetto certezza (cfr. pag. 44) e il difetto di pensiero bayesiano (cfr. pag. 57) possono indurci a sottovalutare informazioni che, seppure non risolutive, rendono la nostra ipotesi diagnostica più o meno probabile. Andiamo così alla ricerca di una prova cruciale e, se questa non c'è o non è disponibile, tendiamo a star fermi. Bisognerebbe ricordare che le diagnosi generalmente sono probabilistiche e che sommando prove non risolutive si può ottenere una ragionevole certezza.

• *Evitare accertamenti non consequenziali.* Se per arrivare a stabilire una diagnosi pensiamo a una serie di accertamenti, metterli uno dopo l'altro non ha il solo scopo di diluirli sulla base di considerazioni pratiche. Un buon programma di accertamenti è progressivamente selettivo. Ciascuno deve fornire informazioni utili a decidere se è il caso di effettuare il successivo. Questo significa che gli accertamenti non sono semplicemente passaggi nell'accumulo di informazioni, ma rappresentano momenti di scelta.

Solo così il programma può essere efficiente: se effettuiamo sistematicamente tutti gli esami di una sequenza tesa a raggiungere un risultato, vuol dire che gli anelli intermedi sono inutili. Certo, se forniscono informazioni accessorie o ci consentono di indagare in altre direzioni, sono giustificabili. Se però mirano allo stesso scopo degli altri, portano a una ridondanza di informazione. I programmi progressivamente selettivi sono anche più flessibili, perché c'è tutto l'agio di orientarsi in altre direzioni prima di aver completato il cammino previsto.

Può aiutarci a chiarire la questione l'analisi che fa Eddy (1982) di una tipica sequenza spesso adottata quando si sospetta un cancro della mammella. Dopo aver notato all'esame obiettivo un nodulo sospetto, il medico chiede la mammografia e poi, qualunque sia l'esito della mammografia, passa all'accertamento istologico. Il programma sarebbe razionale se in un certo numero di casi, alla luce della mammografia, si risparmiasse alla paziente un'indagine invasiva. Se però si finisce per effettuare comunque un agoaspirato o una biopsia, tanto vale lasciar perdere la mammografia. Spesso in questi casi la mammografia viene giustificata in quanto consente un'esplorazione delle mammelle indipendentemente dalla massa sospetta. Come giustamente osserva Eddy però, così intesa, la mammografia diventa un test di screening, che esula dall'indagine in questione e che potrebbe essere fatto anche in altri momenti.

I programmi di accertamento non consequenziali affondano le loro radici nel funzionamento della nostra mente. Normalmente facciamo fatica a operare scelte concatenate, per cui tendiamo a trattare ciascuna decisione isolatamente. Perciò, quando siamo alle prese con una scelta, spesso rinviamo altre scelte concatenate, specie se si tratta di scelte impegnative, come quelle rischiose. Il medico è portato a decidere intanto la mammografia e a pensare che poi si vedrà per quanto riguarda l'accertamento più invasivo, salvo poi accorgersi che è necessario quando ha in mano la mammografia.

• *Decidere con equilibrio le indagini invasive.* Quando si trova a decidere se effettuare un esame invasivo, il medico deve guardarsi dal *bias* dell'omissione, che può spingerlo a sopravvalutare i rischi del fare rispetto a quelli del non fare (cfr. pagg. 108-109). Deve anche tener presente che può percepire in modo deformato le probabilità dei rischi che conosce o su cui si documenta. A causa della nostra comune difficoltà a pensare la probabilità l'impatto emotivo di un rischio grave può indurlo a sopravvalutare percentuali basse di incidenti per il solo fatto che fanno uscire dall'impossibilità o, al contrario, a sopravvalutare percentuali alte di interventi riusciti (cfr. pag. 41 e segg.). A seconda che consideri dati espressi in forma di frequenze naturali (2 casi ogni 100) o matematiche (2%) può sovrastimare o sottostimare rischi e sicurezza. Sistemi semplici per contenere le deformazioni nella percezione di probabilità sono darsi standard abituali di riferimento e ricorrere alla *tecnica del doppio framing*: esprimere le probabilità nelle varie forme possibili e nella valutazione considerare tutte le forme

• *Dosare la ricerca.* Abitualmente ci si trova a decidere quali informazioni diagnostiche raccogliere e a quali rinunciare. A volte, quando si stenta a venire a capo del problema e il quadro sembra restare non chiaro, ci si chiede fino a che punto bisogna insistere a cercare. In ogni caso il medico ha il compito di dosare la ricerca, di modo che la raccolta di informazioni non risulti eccessiva, né difettosa.

Il dosaggio della ricerca può essere viziato dal *wishfull thinking* (cfr. pag. 53). Se un'ipotesi diagnostica è temuta (per le conseguenze sul paziente o per ciò che significherebbe per il medico omettere quella diagnosi), a volte scatta la tentazione di eccedere nelle indagini o, più raramente, di astenersene. In alcuni casi sulle scelte influisce l'inquadramento del lavoro diagnostico nel campo degli investimenti o delle perdite (cfr. pag. 102 e segg.). A seconda che senta il risultato vicino o che cominci a disperare di riuscire, il medico sarà più portato a ostinarsi nel raccogliere dati o a rinunciare ad averli. Nella storia di diagnosi difficili capita di registrare andamenti ciclici, con *bouffées* di accertamenti alternate a periodi di calma. Ovviamente in questi casi incidono anche i cambi di atteggiamento del paziente, ora determinato a scoprire che cos'ha, ora rassegnato a restare nel dubbio. Bisogna comunque guardarsi dall'effetto distorsivo degli schemi e avere una sana ostinazione a "non lasciare fili pendenti" (cfr. pag. 69 e segg.).

Interpretare e integrare i dati

Buona parte del lavoro di elaborazione delle informazioni raccolte consiste nello stimarne il valore diagnostico. Si tratta di stabilire in quale misura sono affidabili, quale forza hanno prese singolarmente come prove della diagnosi e quale peso hanno nel giudizio complessivo che si profila. In quest'attività di valutazione sono parecchie le insidie da cui guardarsi. Vediamone alcune.

• *Non farsi ingannare da come si presentano i dati sull'affidabilità degli esami.* Il medico valuta l'affidabilità di un esame in base ai dati statistici sulla sensibilità e la specificità di cui dispone. Questi però possono essere letti dalla nostra mente diversamente a seconda di come vengono espressi. Ad esempio, dire che il test è positivo nel 90% degli individui affetti dalla malattia ha un im-

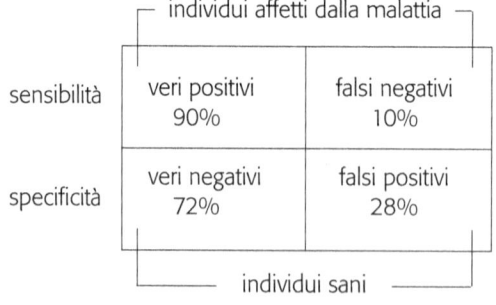

	— individui affetti dalla malattia —	
sensibilità	veri positivi 90%	falsi negativi 10%
specificità	veri negativi 72%	falsi positivi 28%
	— individui sani —	

Matrice dei dati sull'affidabilità

Assieme ai dati sulla sensibilità di un test bisogna considerare quelli sulla specificità e per ciascun dato va considerato il complementare.

patto diverso da dire che risulta negativo nel 10% dei casi in cui la malattia c'è. Eppure stiamo fornendo lo stesso dato sulla sensibilità dell'esame. Per essere più obiettivi, applicando la *tecnica del doppio framing*, possiamo rappresentarci l'intera matrice dei dati sull'affidabilità (figura nella pagina precedente), anziché limitarci a considerarne, come solitamente si fa, uno o due.

• *Non distorcere le valutazioni sulla scorta delle ipotesi diagnostiche.* Per via dell'autoconvalida (cfr. pag. 73 e segg.), tendiamo a dare più importanza alle informazioni in accordo con le ipotesi che abbiamo in mente e a interpretare le altre in modo da renderle compatibili con queste. Attraverso correlazioni illusorie (cfr. pag. 60 e segg.) possiamo anche considerare parte di un quadro morboso sintomi non canonici, senza avere cioè fondati motivi per ricondurveli.

• *Non sopravvalutare le informazioni cercate più attivamente.* Attraverso uno studio condotto su numerosi infermieri e medici Redelmeyer, Shafir e Aujla (2001) hanno visto che si tende a dare più peso alle informazioni cercate attivamente che a quelle disponibili. Il fatto stesso di averle cercate sopportando dei costi induce a credere che debbano essere cruciali. Così però si rischia di farsi distrarre da elementi diagnostici più rilevanti semplicemente perché sono a portata di mano. Bisognerebbe sempre chiedersi: non c'è per caso qualche informazione che ho sotto gli occhi e che può essermi di grande aiuto?

• *Diffidare dei ragionamenti ex iuvantibus.* Basare la diagnosi sugli esiti di un trattamento è una pratica tradizionale che spesso dà buoni risultati. Per questa via però si corre il rischio di sbagliare, soprattutto confermando falsamente diagnosi. Il miglioramento di un paziente dopo un trattamento può essere dovuto ad altre cause che ignoriamo. Non è difficile, visto che, se ricorriamo alla diagnosi *ex iuvantibus*, è perché abbiamo capito poco del problema.
Se il miglioramento ci sembra un elemento risolutivo, è perché la nostra mente, come nell'*hindsight*, tende a considerare i processi deterministici, mentre sono stocastici (cfr. pagg. 80-81). I ragio-

namenti patogenetici che si è abituati a fare nella formazione medica spesso – incolpevolmente peraltro – rafforzano la visione deterministica, ingenerando la falsa idea che, data una eziologia, il quadro morboso si produca automaticamente. Il punto è che solitamente si trascurano tutti gli equilibri che devono spostarsi per arrivare a quel quadro.

• *Tenere nella giusta considerazione le probabililità di base.* Quando pesiamo le informazioni diagnostiche nel contesto del giudizio complessivo, dobbiamo considerare adeguatamente vuoi la probabilità di base della malattia, vuoi le probabilità condizionate che la malattia ci sia alla luce delle prove raccolte (cfr. pag. 53 e segg.). A voler procedere in modo del tutto razionale, dovremmo applicare la formula di Bayes. Rendiamo comunque più razionale il nostro giudizio se ci guardiamo dalle deviazioni dal teorema di Bayes. Quando la malattia di base è rara o molto probabile siamo indotti a sopravvalutare la probabilità di base. Quando invece è saliente la forza delle informazioni diagnostiche, perché le abbiamo raccolte con dispendio di risorse o perché sono suggestive, rischiamo di trascurare la probabilità di base, specie se la malattia non è né rara, né ad alta incidenza. Peraltro ci sono condizioni che possono modificare questa regola generale. Ad esempio, nel caso di una malattia rara l'influenza di fattori "caldi", come il fatto che stiamo partecipando a uno studio in merito, può spingerci a tenere in scarsa considerazione la probabilità di base.

• *Dare il giusto peso alla compresenza dei segni.* Quando pesiamo i dati in vista del giudizio finale, dobbiamo chiederci se la somma delle prove raccolte consente di porre la diagnosi di quella malattia. Qui bisogna guardarsi dalla tendenza ad accontentarsi di un insieme insufficiente di prove o a pretendere più prove di quante ne occorrono. Distorsioni emotive (ad esempio, il timore di scoprire una malattia grave o di ometterne la diagnosi) possono falsare il nostro giudizio.

• *Rifarsi ai criteri della letteratura.* È di grande aiuto. Ad esempio, nel caso del sospetto Behçet raccontato in precedenza (cfr. pagg.

27-28), stando ai criteri riconosciuti a livello internazionale, l'insieme dei segni presenti non era sufficiente a porre la diagnosi. I classici criteri di Mason e Barnes (1969) prevedono la presenza di tre segni maggiori su quattro (aftosi orale, lesioni oculari, lesioni cutanee, ulcere genitali) o di due segni maggiori e due minori (anamnesi famigliare positiva, tromboflebite, artrite, segni grastrointestinali, neurologici, cardiovascolari). Nel giovane italiano erano presenti solo due segni maggiori (uveite e aftosi), di cui peraltro uno dubbio. Elementi sufficienti per porre la diagnosi non c'erano anche adottando i criteri di O'Duffy (1974) o quelli del *Behçet's Disease Research Committee of Japan* (1974) o dell'*International Study Group for Behçet's Disease* (1990). Secondo questi ultimi devono esserci due di quattro manifestazioni cliniche (ulcere genitali, lesioni oculari, positività al pathergy test, lesioni cutanee), mentre nel caso in questione ce n'era una sola. Capiamo come mai i medici del centro di Parigi hanno subito escluso la malattia di Behçet.

Elaborare e vagliare le ipotesi. Anche al momento di formulare ipotesi diagnostiche e di stabilire qual è la più probabile ci sono varie precauzioni cognitive da prendere.

• *Non concentrarsi sulle ipotesi che vengono più facilmente in mente.* Si tratta di guardarsi dai rischi dell'euristica della disponibilità, fondata sulle nostre statistiche mentali (cfr. pag. 45 e segg.). Le ipotesi che ci vengono subito in mente non sono le uniche da considerare e non sono necessariamente le più probabili. Per allargare il ventaglio delle ipotesi dobbiamo far uso del sapere della tradizione medica, sforzandoci di richiamarlo alla memoria o andando a consultare testi. L'individuazione dell'ipotesi più probabile non può essere semplicemente intuitiva, ma richiede un certo calcolo della forza e del peso delle prove a disposizione per ciascuna ipotesi.

• *Allargare il più possibile il ventaglio delle ipotesi.* Una volta che abbiamo pensato un'ipotesi o qualche ipotesi, è bene non accontentarsi e chiedersi se ce ne siano altre meritevoli di essere prese in considerazione. Dobbiamo fare un certo sforzo, perché vari *biases* spingono a mantenere stretto il ventaglio. L'euristica dell'ancoraggio ci fa sovrastimare la probabilità delle ipotesi che abbiamo formulato rispetto a quella di eventuali ipotesi alternative (cfr. pag. 51 e segg.). Del resto è difficile che ipotesi alternative emergano e arrivino a scalzare le ipotesi già formulate, giacché tendenza alla conferma (cfr. pagg. 13-14, 24-28) e autoconvalida (cfr. pag. 73 e segg.) ci spingono a trascurare le prove che potrebbero allargare la nostra prospettiva diagnostica.

• *Essere pronti a mettere in discussione le diagnosi già fatte.* Quando il paziente si presenta già con una diagnosi, è più difficile di quanto immaginiamo pensare un'alternativa e darle il credito che merita. In parte la difficoltà è legata all'*hindsight*, in parte all'euristica dell'ancoraggio, in parte al *bias* di Pollyanna e al nostro bisogno di sicurezza.

• *Evitare di rifugiarsi nelle ipotesi senza concorrenti.* Quando due ipotesi appaiono egualmente probabili, in preda all'indecisione, siamo tentati di orientarci su una terza ipotesi, che, seppure meno probabile, è però di tutt'altro ordine e si sottrae al confronto. Queste ipotesi esotiche di solito dopo un po' vengono scartate, ma intanto sono state sprecate risorse per indagare in una direzione sbagliata.

• *Tenere presente l'eventualità di più patologie concomitanti.* Non è detto che dietro un quadro clinico debba esserci una sola malattia. Certo la presenza contemporanea di due o più malattie è meno probabile di quella di una sola malattia. Non è però così improbabile come immaginiamo. A fuorviarci è l'euristica della rappresentatività, più precisamente il modo in cui ci rappresentiamo la casualità (cfr. pag. 50 e segg.). Ci sembra che le malattie tendano a venire una alla volta, allo stesso modo in cui alla roulette dovrebbero uscire numeri diversi o dovremmo avere ora testa, ora croce in una serie di lanci di monete. Senonché, proprio come i numeri della roulette o le facce delle monete, le malattie non sanno le une delle altre e non si attengono a criteri di equità distributiva.

Affinare la diagnosi. L'affinamento della diagnosi è una fase molto importante, soprattutto in vista delle scelte terapeutiche, anche se a volte sottovalutata. Una volta che abbiamo capito da quale patologia (o quali patologie) il paziente è affetto, dobbiamo vedere che cos'ha di particolare questo caso. Da un lato c'è da evidenziare il modo specifico in cui la malattia si presenta (la gravità, lo stadio, il tipo di disturbi presenti e assenti, ecc.). Dall'altro occorre contestualizzare la diagnosi, cioé collocarla nel contesto più generale della salute del paziente (ci sono malattie concomitanti? fattori di rischio? ecc.) e delle sue condizioni di vita (quanto è autonomo? di quale supporto sociale gode? ecc.).

Il buon affinamento della diagnosi è minacciato dall'accentuazione, che ci fa apparire più simili di quanto non siano i casi di una stessa malattia (cfr. pag. 58). Siccome l'accentuazione è legata all'uso stesso delle categorie clinico-patologiche, in fase di affinamento bisognerebbe fare lo sforzo di prescinderne. Sono già servite al loro scopo, per cui possiamo metterle da parte, concentrarci sui singoli fatti della fisiopatologia, della clinica e della vita e ricomporli in un nuovo quadro concettuale.

Decidere la terapia

Intervenire o non intervenire? A volte ci si trova a decidere se intraprendere o meno una terapia o a scegliere tra una terapia più aggressiva e una meno. In questi casi il *bias* dell'omissione (cfr. pag. 108) può spingere a essere più cauti del necessario, mentre l'illusione del controllo (cfr. pag. 91) trascina in senso opposto, spingendo a essere più interventisti del necessario.

I *biases* fanno sentire il loro peso, anche perché l'analisi razionale del problema decisionale generalmente è complessa e richiede un impegno mentale considerevole. Ad esempio, per prendere una decisione relativamente semplice come sottoporre o meno a colecistectomia un paziente con litiasi asintomatica, bisogna tener conto di molti fattori: il rischio di coliche biliari, il rischio di complicanze della litiasi, la mortalità e il rischio di altre complicanze della colecistectomia in fase asintomatica e in fase sintomatica, i possibili effetti di condizioni concomitanti, come il diabete mellito o una colecisti a parete calcifica. Farsi prendere dal *bias* dell'omissione o dall'illusione del controllo, essere cioè tendenzialmente conservativi o tendenzialmente interventisti, può divenire un modo di semplificare il problema.

Quando le opzioni terapeutiche sono troppe. Un atteggiamento conservativo può essere indotto anche dal fatto di avere a disposizione molte alternative terapeutiche. Redelmeier e Shafir (1995) hanno proposto a un gruppo di medici un caso clinico, chiedendo di scegliere tra nessun trattamento e il trattamento con un farmaco. In un altro gruppo, dove si aggiungeva come terza opzione la terapia con un altro farmaco, saliva considerevolmente la scelta di non attuare alcun trattamento. Il conflitto decisionale tra due alternative pressoché equivalenti porta a preferire lo *status quo*.

Il numero di alternative a disposizione può influire sul fatto che la scelta cada su una terapia piuttosto che sull'altra, attraverso l'*effetto attrazione*. Immaginiamo di star scegliendo tra due alternative terapeutiche, X e Y, pressoché equivalenti. Dopo di che prendiamo in considerazione un'ulteriore opzione Z (l'esca), che presenta una configurazione di vantaggi e svantaggi (efficacia, effetti collaterali, rischi, adeguatezza al caso clinico) simile a Y, ma chiaramente inferiore. A questo punto Y, per il fatto di essere nettamente migliore di Z ci sembra migliore anche di X. È come se noi trasferissimo il vantaggio da un confronto all'altro.

L'effetto attrazione nelle scelte terapeutiche è stato dimostrato sperimentalmente da Schwartz e Chapman (1999). In uno degli esperimenti si chiedeva ai medici di scegliere se trattare un caso di depressione con paroxetina o con nefazodone sulla base di informazioni circa l'efficacia e gli effetti collaterali dei due farmaci. La maggior parte sceglieva la paroxetina, un po' meno efficace, ma con una probabilità decisamente minore di effetti collaterali.

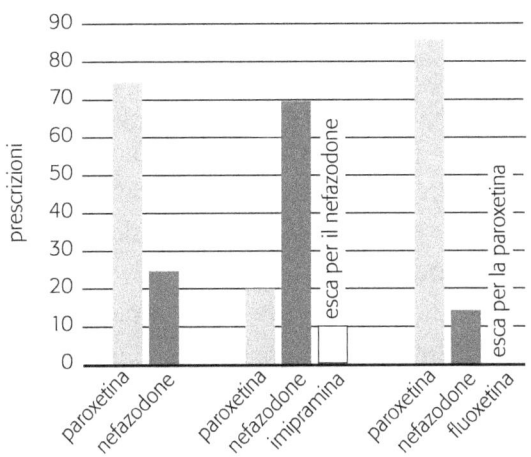

Effetto attrazione nelle scelte terapeutiche

Introdurre un farmaco esca modifica chiaramente le prescrizioni. Notiamo che dei farmaci esca l'imipramina è stata scelta da alcuni, mentre nessuno ha scelto la fluoxetina. Probabilmente con l'esca fluoxetina la paroxetina, essendo giudicata di base migliore, ha finito per catturare le preferenze.

Se però si aggiungeva una terza alternativa, le scelte cambiavano (figura qui sopra). Introducendo l'imipramina, efficace come il nefazodone, ma con più effetti collaterali, la maggior parte dei medici sceglieva il nefazodone, anziché la paroxetina. Aggiungendo invece la fluoxetina, di efficacia paragonabile alla paroxetina, ma con più effetti collaterali, le scelte si orientavano ancor più decisamente verso la paroxetina.

Schwartz e Chapman osservano che l'effetto attrazione probabilmente influisce sulle scelte terapeutiche dei medici attraverso l'informazione farmaceutica. I farmaci obsoleti che restano sul mercato possono essere adoperati come termini di paragone nella presentazione del nuovo farmaco e fare così da esche. Sarebbe un errore pensare di contrastare fenomeni del genere togliendo dal mercato i farmaci obsoleti. Questi farmaci si rivelano spesso molto utili, anche in virtù dei bassi costi. Si potrebbe chiedere invece alla case farmaceutiche di cercare di comunicare in modo non fuorviante e soprattutto occorre che il medico sia avvertito e gestisca la propria mente quando elabora i messaggi.

Valutare gli effetti benefici e i nocivi. Le scelte terapeutiche richiedono di pesare da un lato le probabilità di successo, dall'altro i rischi di effetti collaterali o altri eventi avversi. A essere razionali dovremmo valutare con le stesse procedure logiche i due ordini di probabilità. Ma la nostra mente le tratta allo stesso modo?

Proviamo a scegliere tra queste due terapie.

Farmaco X: ha il 30% di probabilità di eliminare il dolore.

Farmaco Y: ha praticamente il 100% di probabilità di attenuare significativamente il dolore.

Proviamo ora a scegliere tra queste altre alternative.

Farmaco X: ha l'1‰ di probabilità di effetti collaterali gravi.

Farmaco Y: ha quasi il 100% di probabilità di dare effetti collaterali sopportabili.

Siamo portati a scegliere il farmaco Y nel primo caso e l'X nel secondo. In generale, quando si tratta di benefici, tendiamo a preferire effetti moderati purché sicuri a effetti incerti ancorché più spiccati, mentre quando si tratta di danni, preferiamo correre il rischio di effetti gravi anziché sopportare effetti lievi sicuri. Eraker e Sox (1981) hanno visto che i pazienti nelle loro scelte risentono di queste distorsioni valutative. Anche il medico però è portato a giudicare diversamente i vari trattamenti a seconda che li consideri nell'ottica di raggiungere i risultati o di evitare conseguenze nocive.

La tendenza a valutare diversamente effetti benefici e nocivi delle terapie è il risultato della combinazione di effetto *framing* (cfr. pag. 102 e segg.) e effetto certezza (cfr. pag. 44). Quando pensiamo ai benefici, ci mettiamo nell'ottica degli investimenti, per cui diventiamo avversi ai rischi. Se si tratta di effetti nocivi invece, essendo nel campo delle perdite, siamo più disposti a rischiare. La certezza poi o l'alta probabilità, che per noi è come una certezza (cfr. pag. 45), ci fanno apparire più desiderabili i benefici moderati e più gravi i danni moderati.

Costruire salute o eliminare le malattie? Pensare ai risultati o agli effetti collaterali dei trattamenti ci spinge a ragionare nell'ottica degli investimenti o delle perdite. Anche quando guardiamo all'intervento terapeutico nel suo complesso possiamo però inquadrarlo in un modo o nell'altro: se pensiamo di star producendo benessere, siamo nel campo degli investimenti, se pensiamo di stare combattendo le sofferenze e il male, nel campo delle perdite. Il *framing* può influire sulle scelte terapeutiche.

Prendiamo il comune trattamento delle iperlipidemie. Generalmente si raccomanda di mettere al primo posto una corretta alimentazione e di precrivere i farmaci dove il trattamento dietetico si riveli inefficace o insufficiente. In pratica però l'applicazione delle norme dietetiche incontra serie difficoltà, legate alle abitudini di vita nelle nostre civiltà, alle resistenze dei pazienti e all'impegno che si richiede al medico. Quando dichiareremo fallito il tentativo di terapia dietetica e passeremo al trattamento farmacologico? Su questa decisione può influire il *framing*.

La dieta può apparire al medico di efficacia moderata, vista la riuscita incerta. D'altro canto i farmaci sono più efficaci, ma espongono a qualche rischio di effetti collaterali. Se il medico pensa ai danni che possono derivare dall'iperlipidemia, è nell'ottica delle perdite e sarà portato a rischiare passando più facilmente al farmaco. Se invece pensa di star lavorando per costruire la salute, si ostinerà ad attuare la dieta.

Per fare un altro esempio, in oncologia la prospettiva tende a cambiare radicalmente a seconda che il medico punti a combattere il tumore o a far star bene il paziente. Nel secondo caso l'oncologo solitamente è molto più esigente e attento, mentre nel primo è più disposto a lasciar andare le cose al loro destino.

Fare attenzione alla forma dei dati. Per decidere una terapia il medico valuta una serie di dati sull'efficacia, gli effetti collaterali, i rischi che prende dalla tradizione medica. Nei manuali, negli articoli scientifici, nelle relazioni ai convegni, nelle rassegne i dati che il medico usa nelle sue decisioni terapeutiche possono essere presentati in forme diverse. Non ci sarebbe alcun problema se la forma – così dovrebbe essere qualora fossimo razionali – risultasse indifferente. Senonché influisce sulle scelte terapeutiche.

Uno stesso dato statistico relativo a un trattamento avrà un impatto diverso a seconda che sia presentato in termini di frequenza degli eventi avversi o di frequenza dei favorevoli. Per valutare, ad esempio, l'opportunità di una colecistectomia in una litiasi asintomatica una delle operazioni da fare è comparare i rischi dell'intervento di elezione e dell'intervento in fase sintomatica conclamata. Un conto però è che mi si dica che la mortalità operatoria scende dell'1,3%, passando dall'1,8% allo 0,5%, altro che la sopravvivenza sale sempre dell'1,3%%, passando dal 98,2% al 99,5%. Nel secondo caso sembra più importante intervenire in fase asintomatica evitando i rischi dell'intervento in fase sintomatica. Siamo nel campo degli investimenti e perdere quell'1,3% sembra un vero peccato.

Anche i risultati della terapia possono essere presentati in termini di eventi propizi (80% di guarigioni) o avversi (20% di fallimenti). Nel caso di gravi patologie oncologiche si è più disposti a terapie che assicurano maggiori probabilità di sopravvivenza a fronte di maggiori rischi, qualora si ragioni in termini di sopravvivenza, anziché di mortalità (cfr. par. 2.13.2).

I risultati di una terapia possono essere presentati in termini relativi (come cambiamenti ottenuti nella popolazione affetta) o in termini assoluti (come cambiamenti ottenuti nella popolazione generale). Com'è facile supporre, quando i risultati vengono presentati in termini relativi, le terapie tendono ad essere stimate più efficaci (Pickering, 1983; Leblond, 1989; Weissler, Miller e Boudoulas, 1989). Noi siamo infatti più sensibili a effetti notevoli in ambiti circoscritti che a effetti modesti in ambiti più grandi (Slovic, Fischhoff e Lichtenstein, 1982). L'effetto dei risultati relativi e assoluti acquista un certo peso nel caso dei trattamenti preventivi.

Immaginiamo che ci vengano presentati questi dati tratti da un lavoro del *Lipid Research Clinics Program*.

In uno studio su una popolazione di uomini mezza età il manteni-mento di normali livelli ematici di colesterolo ha ridotto la mortalità a 7 anni da patologie coronariche dello 0,4%, facendola scendere dal 2% all'1,6%.

I risultati sono espressi in termini assoluti, come effetti sulla po-polazione formata da uomini di mezza età normo e ipercoleste-rolemici. Proviamo ora a leggere i dati della ricerca messi in termini relativi.

In uno studio su uomini di mezza età con ipercolesterolemia il trat-tamento farmacologico ha prodotto una riduzione del 20% circa della mortalità da patologie coronariche a 7 anni.

Stiamo parlando sempre degli stessi risultati: se nel 2% che nella popolazione generale andava incontro a morte coronarica lo 0,4% si è salvato, la terapia ha salvato il 20% di quel 2%. Però, come hanno messo in evidenza in uno studio su 122 medici Forrow, Taylor e Arnold (1992), siamo più portati a intraprendere un trattamento preventivo se abbiamo in mente il risultato relativo.

Un sistema semplice per evitare di lasciarsi ingannare da come i dati si presentano è ricorrere alla tecnica del doppio framing (cfr. pag. 131). Abbiamo cura di esprimere i dati statistici nei vari modi: frequenze di eventi favorevoli e avversi, in termini relativi e asso-luti, naturali e statistiche. Nella valutazione passiamo in rassegna tutte le forme, come se si trattasse di dati diversi di cui fare sintesi.

Lavori citati

Arkes H.R., Saville P.D., Wortmann R.L., Harkness A.R. (1981) Hindsight bias among physicians weighing the likelihood of diagnoses. *Journal of Applied Psychology, 66,* 252-254; trad. it. La distorsione retrospettiva nella valutazione della probabilità delle diagnosi. In V. Crupi, G.F. Gensini, M. Motterlini *La dimensione cognitiva dell'errore in medicina.* Milano: Franco Angeli 2006

Armstrong S.L., Gleitman L.R., Gleitman H.C. (1983) What some concepts might note be. *Cognition, 13:* 263-308

Arrow K. (19632) *Social choice and individual values.* New York: Wiley; trad. it. ed. 19511 *Scelte sociali e valori individuali.* Milano: Etas Libri, 1977

Arrow K. (1982) Risk perception in psychology and economics. *Economic Inquiry, 20:* 303-317

Ayanian J.Z., Berwick D.M. (1991) Do physicians have a bias toward action? *Medical Decision Making, 11:* 154-158

Asch D.A., Hershey J.C. (1995) Whay some health policies don't make sense at the betshide. *Annals of Internal Medicine, 122:* 846-850

Bar-Hillel M. (1980) The base-rate fallacy in probability judgments. *Acta Psychologica, 44:* 211-233

Bar-Hillel M. (1983) The base-rate fallacy controversy. In R.W. Scholz (Ed.) *Decision making under uncertainty.* Amsterdam: North-Holland

Baron J., Beattie J., Hershey J.C. (1988) Heuristics and biases in diagnostic reasoning II. Congruence, Information, and certainty. *Organizational Behavior and Human Decision Processes. 42:* 191-194

Bartlett F.C. (1932) *Remembering: A study in experimental and social psychology.* Cambridge: Cambridge University Press

Bartlett E.E. (1998) Physicians' cognitive errors and their liability consequences. *Journal of Health Care Risk Management, 18:* 62-69

Behçet's Disease Research Committee of Japan (1974) Behçet's disease: guide to diagnosis. *Japanese Journal of Ophthalmology. 18:* 291-294

Benjafield J., Giesbrecht L. (1973) Context effects and the recall of comparative sentences. *Memory and Cognition, 1:* 133-136

Bianchi A. (2007) Dimensioni solitamente trascurate della globalizzazione: il paradosso delle life skills. In P. Di Giovanni (Ed.) *Globaliz-*

zazione e governo locale. Teramo: Il piccolo libro

Bianchi A., Di Giovanni P. (2000) La mente. Milano: Pearson-Paravia-Bruno Mondadori

Blendon R.J., Desroches C.M., Brodie M., Benson J.M., Rosen A.B., Schneider E., Altman D.E., Zapert K., Herrmann M.J., Steffenson A.E. (2002) Views of practicing physicians and the public on medical errors. New England Journal of Medicine, 347: 1933-1940

Boucher J., Osgood C.E. (1969) The Pollyanna hypothesis. Journal of Verbal Learning and Verbal Behaviour, 8: 1-8

Burton E.C., Troxclair D.A., Newman W.P. (1998) Autopsy diagnoses of malignant neoplasma: How often are clinical diagnoses incorrect? Journal of the American Medical Association, 280: 1254-1258

Caplan R.A., Posner K.L., Cheney F.W. (1991) Effect of outcome on physicians' judgments of appropriateness of care. Journal of the American Medical Association. 256:1957-1960

Chapman L.J., Chapman J.P. (1967) Genesis of popular but erroneous diagnostic observations. Journal of Abnormal Psychology. 72: 193-204

Chapman L.J., Chapman J.P. (1969) Illusory correlation as an obstacle to the use of valid psychodiagnostic signs. Journal of Abnormal Psychology, 74: 271-280

Clark H.H., Card S.K. (1969) The role of semantics in remembering comparative sentences. Journal of Experimental Psychology, 82: 545-553

Clark H.H., Gerrig R. (1984) On the pretense theory of irony. Journal of Experimental Psychology: General, 113: 121-126

Cosmides L. (1989) The logic of social exchange: Has natural selection shaped how humans reason? Studies with the Wason selection task. Cognition, 31: 187-276

Christensen Szalanski J.J.J., Bushyhead J.B. (1981) Physicians' use of pro babilistic information in a real clinical setting. Journal of Experimental Psychology: Human Perception and Performance, 7: 928-935

Cook D.J. (1997) Health professional decision making in the ICU: A review of the evidence. New Horizons, 5, 15-19

Darley J.M., Batson C.D. (1973) From Jerusalem to Jericho: A study of situational and dispositional variables in helping behavior. Journal of Personality and Social Psychology, 27: 100-108

Dawson N,V., Arkes H.R., Siciliano C., Blinkhorn R., Lakshmanan M., Petrelli M. (1988) Hindsight bias: An impediment to accurate probability estimation in clinicopathologic conferences. *Medical Decision Making, 8:* 259-264

Dawson N,V., Connors A.F. jr., Speroff T., Kenka A., Shaw P., Arkes H.R. (1993) Hemodynamic assessment in managing the critically hill: is physician confidence warranted? *Medical Decision Making, 13:* 258-266

Deglin V.L., Kinsbourne M. (1996) Divergent thinking styles of the hemispheres: How syllogisms are solved during transitory hemisphere suppression. *Brain and Cognition, 31:* 285-307

Deming, W. E. (1986). *Out of the Crisis.* Cambridge (MA): MIT Press.

Department of Health (2000) *An organization with a memory.* London: The Stationery Office

Deskin W.C., Hoye R.E. (2004) Another look at medical error. *Journal of Surgical Oncology, 88:* 122-129

Di Giovanni P. (1985) Competizione e collusione. In A. Bianchi, P. Di Giovanni e D. Garibaldi *L'indirizzo retorico in psicoterapia.* Pescara: Edizioni dell' Istituto di Ricerca sulla Comunicazione

Doherty M.E., Mynatt C.R., Tweney R.D., Schiavo M.D. (1979) Pseudodiagnosticity. *Acta Psychologica, 43:* 111-121

Eddy D.M. (1982) Probabilistic reasoning in clinical medicine: problems and opportunities. In D. Kahneman, P. Slovic, A. Tversky (Eds.) *Judgment under uncertainty: Euristics and biases.* New York: Cambridge University Press

Edwards W. (1968) Conservatism in human information processing. In B. Kleinmuntz (Ed.) *Formal representations of human judgments.* New York: Wiley

Einhorn H.J., Hogarth R.M. (1978) Confidence in judgment: Persistence of the illusion of validity. *Psychological Review, 85:* 395-416

Epstein S. (1979) The stability of behavior: I. On predicting most of the people much of the time. *Journal of Personality and Social Psychology, 37:* 1097-1126

Eraker S.A., Sox H.C. (1981) Assessment of patients' preferences for therapeutic outcomes. *Medical Decision Making, 1,* 29-39

Espinosa J.A., Nolan T.W. (2000) Reducing errors made by emergency physicians in interpreting radiographs: Longitudinal study. *British Medical Journal, 320:* 737-740

Evans J.St.B. (1982) *The psychology of deductive reasoning.* London: Routledge & Kegan Paul

Evans J.St.B. (1989) *Bias in human reasoning.* Hillsdale (NJ): Erlbaum

Falk R. (1989) Judgement of coincidences: Mine versus yours. *American*

Journal of Psychology, 102: 479-493

Feun L., Drelichman A., Singhkowinta A., Vaitkevicius V. (1979) Ureteral obstruction secondary to metastatic breast cancer. *Cancer, 44:*1164-1171

Fischhoff B. (1975) Hindsight not equal to foresight: The effect of outcome knowledge on judgment under uncertainty. *Journal of Experimental Psychology: Human Perception and Performance, 1:* 288-299

Forrow L., Taylor W.C., Arnold R.M. (1992) Absolutely relative: how research results are summarized can affect treatment decisions. *American Journal of Medicine, 92,* 121-124

Frankel R.M. (1990) Talking in interviews: A dispreference for patient-initiated questions in physician-patient encounters. In G. Psathas (Ed.) *Interaction competente.* Washington (D.C.): University Press of America

Frazer J. (1911-1915) *The golden hough.* London: McMillan; trad. it. *Il ramo d'oro.* Torino: Boringhieri 1965

Friedman C., Gatti G., Elstesin A., Franz T., Murphy G., Wolf F. (2001) Are clinicians correct when they believe they are correct? Implications for medical decision support. *Medinfo, 10:* 454-458

Gentner D. (1980) *The structure of analogical models in science.* B.B.N. Techinical Report, 4454

Gentner D. (1983) Structure-mapping : A theoretical framework for analogy. *Cognitive Science, 1:* 155-170

Gilbert D.T., Jones E.E. (1986) Perceiver- induced constraint: Interpretations of self-generated reality. *Journal of Personality and Social Psychology, 50:* 269-280

Goitein. M. (1990) Waiting patiently. *New England Journal of Medicine, 323:* 604-608

Gorter S. (2002) Psoriatic arthritis: Performance of rheumatologists in daily practice. *Annals of Rheumatology Disease, 61:* 219-224

Griffin D., Tversky A. (1992) The weighting of evidence and the determinants of confidence. *Cognitive Psychology, 24:* 411-435

Griggs R.A., Cox J.R. (1982) The elusive thematic-materials effect in Wason's selection task. *British Journal of Psychology, 73:* 407-420

Gruppen L.D., Wolf F.M., Billi J.E. (1991) Information gathering and integration as sources of error in diagnostic decision making. *Medical Decision Making, 11:* 233-239; trad. it. in V. Crupi, G.F. Gensini e M. Motterlini (a cura di) *La dimensione cognitiva dell'errore in medicina.* Milano: Franco Angeli, 2006

Harake M.D.J., Maxwell A.J., Sukumar A.A. (2001) Primary and metastatic lobular carcinoma of the breast. *Clinical Radiology, 56:* 621-630

Hartshorne H., May M.A. (1928) *Studies in the nature of character I: Studies in deceit.* New York: Macmillan

Hastorf A., Cantril H. (1954) They saw a game: a case study. *Journal of Abnormal and Social Psychology, 49:* 129-134

Heider F. (1958) *The psychology of interpersonal relations.* New York: Wiley; trad. it. *Psicologia delle relazioni interpersonali.* Bologna: Il Mulino, 1972

Humphrey N.K. (1976) The social function of intellect. In P.P.G. Bateson, R.A. Hinde, *Growing points in ethology.* Cambridge: Cambridge University Press

International Study Group for Behçet's Disease (1990) Criteria for diagnosis of Behçet's disease. *Lancet, 335:* 1078-1080

Jones E.E., Harris V.A. (1967) The attribution of attitudes. *Journal of Experimental Social Psychology, 3:* 1-24

Jones E.E., Rock L., Shaver K.G., Goethals G.R., Ward L.M. (1968) Pattern of performance and ability attribution: An unexpected primacy effect. *Journal of Personality and Social Psychology, 10:* 317-340

Kahneman D., Tversky A. (1973) On the psychology of prediction. *Psychological Review, 80:* 237-251

Kahneman D., Tversky A. (1979) Prospect theory: An analysis of decision under risk. *Econometrica, 47:* 262-290; trad. it. in M.Motterlini e F. Guala *Introduzione all'economia cognitiva e sperimentale.* Milano: UBE, 2005

Kahneman D., Tversky A. (1984) Choices, values and frames. *American Psychologist, 39:* 341-350

Keffer J.H. (1996) Myocardial markers of injury. Evolution and insights. *American Journal of Clinical Pathology, 105:* 305-320

Kelley H.H. (1950) The warm-cold variable in first impressions of persons. *Journal of Personality, 28:* 125-131

Klayman J., Ha Y. (1987) Confirmation, disconfirmation, and information in hypothesis testing. *Psychological Review, 94:* 211-228

Klatzky R.L., Clark E.V., Macken M. (1971) Asymmetries in the acquisition of polar adjective. *Journal of Experimental Child Psychology, 16:* 32-46

Krahé B. (1992) *Personality and social psychology.* London: Sage; trad.it. *Psicologia della personalità e psicologia sociale.* Milano: Guerini, 1994

Kuhn Th.S. (1962) *The structure of scientific revolutions.* Chicago:

University of Chicago; trad. it. *La struttura delle rivoluzioni scientifiche*. Torino: Einaudi, 1969

Langer E.J. (1975) The illusion of control. *Journal of Personality and Social Psychology, 32*: 311-328

LeBlond R.F. (1989) Improving structured abstracts. *Annals of Internal Medicine, 111*: 764-768

Lewicka M. (1985) *Positive-negative asymmetry and human cognitive biases*. Paper presented at the Tenth Research Conference on Subjective Probabilty, Utility and Decision Making. Helsinki

Lord C.G., Lepper M.R., Preston E. (1984) Considering the opposite: A corrective strategy for social judgement. *Journal of Personality and Social Psychology, 47*: 1231-1243

McCarthy B.D., Beshansky J.R., D'Agostino R.B., Selker H.P. (1993) Missed diagnoses of acute myocardial infartion in the emergency department: Results from a multicenter study. *Annals of Emergency Medicine, 22*: 579-582

Magoo G., Khanna R. (1991) Altruism and willingness to donate blood. *Journal of Personality and Clinical Studies, 7*: 21-24

Manktelow K.I., Over D.E. (1991) Social roles and utilities in reasoning with deontic conditionals. *Cognition, 39*: 85-105

Mason R.M., Barnes C.G. (1969) Behçet's syndrome with arthritis. *Annals of the Rehumatic Diseases, 28*: 95-103

Matlin M., Stang D. (1978) *The Pollyanna principle: Selectivity in language, memory and thought*. Cambridge (MA): Schenkman

McClelland A.G.R., Bolger F. (1994) The calibration of subjective probabilities: Theories and models 1980-94. In G. Wright e P. Ayton (Eds.) *Subjective probability*. Chichester: Wiley & Sons

McNeil B.J., Pauker S.G., Sox H., Tversky A. (1982) On the elicitation of preferences for alternative therapies. *New England Journal of Medicine. 306*: 1259-1262

Mischel W. (1968) *Personality and assessment*. New York: Wiley

Mishler E.G. (1984) *The discorse of medicine*. New York: Norwood Ablex

Neumann J. von, Mogerstern O. (1947) *Theory of games and economic behavior*. Princeton (NJ): Princeton University Press

O'Duffy J.D. (1974) Suggested criteria for diagnosis of Behçet's Disease. *Journal of Rehumatology, 1*: 18 (suppl.)

O'Connor P.M., Dowey K.E., Bell P.M., Irwin S.T., Dearden C.H. (1995) Unnecessary delays in occident and emergency departments: Do medical and surgical senior house officers need to vet admissions?

Journal of Accident and Emergency Medicine, 12: 251-254

Ong L.M., De Haes J.C. , Hoos A.M., Lammes F.B. (1995) Doctor-patient communication: A review of the literature. *Social Science and Medicine, 40:* 903-918

Øvretveit J. (2004) Formulating a health quality improvement strategy for a developing country. *International Journal of Health Care Quality Assurance Incorporating Leadership in Health Services, 17(7):* 368-76

Perelman Ch., Olbrecht-Tyteca L. (1952) *Réthorique et philosophie. Pour une théorie de l'argumentation en philosophie.* Paris: PUF; trad. it. *Retorica e filosofia.* Bari: De Donato, 1979

Pikering T.G. (1983) Treatment of mild hypertension and the reduction of cardiovascular mortality: the "of or by" dilemma. *Journal of the American Medical Association, 249:* 399-400

Piliavin J.A., Charng H. (1990) Altruism: A review of recent theory and research. *Annual Review of Sociology, 16:* 27-65

Podgrebar M., Voga G., Krivec B., Skale R., Pareznik R., Gabrscek L. (2001) Should we confirm hour clinical diagnostic certainty by autopsies? *Intensive Care Medicine, 27.* 1750-1755

Politzer G., Nguyen-Xuan A. (1992) Reasoning about coditional promises and warnings: Darwinian algoritms, mental models, relevance, judgements or pragmatc schemas? *The Quarterly Journal of Experimental Psychology, 44:* 401-421

Pope J.H., Aufderheide T.P., Ruthazer R., Woolard R.H., Feldman J.A., Beshansky J.R., Griffith J.L., Selker H.P. (2000) Missed diagnoses of acute cardiac ischemia in the emergency departments. *New England Journal of Medicine, 342:* 1163-1170

Popper K.R. (1959) *The logic of scientific discovery.* London; trad it. *Logica della scoperta scientifica.* Torino: Einaudi, 1970

Poses R. M., Anthony M. (1991) Availability, wishful thinking, and physicians' diagnostic judgments for patients with suspected bacteremia, *Medical Decison Making, 11:* 159-168

Redelmeier D.A., Shapir D. (1995) Medical decison making in situations that offer multiple alternatives. *Journal of The American Medical Association, 273:* 302-305

Redelmeier D.A., Shafir E., Aujla E.D. (2001) The beguiling pursuit of more information. *Medical Decision Making, 21:* 374-381

Rips L.J. (1989) The psychology of knights and knaves. *Cognition, 31:* 85-116

Ritov I., Baron J, (1990) Reluctance to vaccinate: omission bias and ambiguity. *Journal of Behavioral Decision Making, 3:* 263-277

Rogers B. (1999) Preventing and detecting cancer chemotherapy drug errors. In Hubbard S.M., Goodman M. e Knobf M.T. (Eds.) *Oncology Nursing Updates, 6:* 1, 1-12

Rosch E., Mervis C.B., Gray W.D., Johnson D.M., Boyes-Braem P. (1976) Basic objects in natural categories. *Cognitive Psychology, 8:* 382-440

Rosenhan, D. L. (1973). On being sane in insane places. *Science, 179:*250-258

Rosenthal R., Jacobson L. (1968) *Pygmalion in the classroom: Teacher expectation and student intellectual development.* New York: Holt, Rinehart & Winston; trad. it. *Pigmalione in classe.* Milano: Angeli, 1991[4]

Ross L. (1977) The intuitive psychologist and his shortcomings: Distortions in the attribution process. In L. Berkowitz (Ed.) *Advances in Experimental Social Psychology, 10.* New York: Academic Press

Rottenstreich Y., Hsee C.K. (2001) Money, kisses, and electric shocks: On the affective psychology of risk. *Psychological Science, 12:* 185-190

Rozin P., Fallon A.E. (1987) A perspective on disgust. *Psychological Review, 94:* 23-41

Rozin P., Fallon A.E., Augustoni-Ziskind M. (1985) The child's conception of food: the development of contamination sensivity to «disgusting» substances. *Developmental Psychology, 21:* 1075-1079

Rushton J.L. (1980) *Altruism, socialization and society.* Englewoods Cliffs (NJ): Prentice Hall

Schank R.C. & Abelson R.P. (1977) *Scripts plans goals and understanding: An inquiry into human knowledge structures.* Hillsdale (NJ): Lawrence Erlbaum Associates

Scherer K.R. (1984) On the nature and function of emotion: A component process approach. In K. Scherer e P. Ekman (Eds.) *Approaches to emotion.* Hillsdale (NJ): Elrbaum

Schwartz J.A., Chapman G.B. (1999) Are more options always better? The attraction effect in physicians' decisions about medications. *Medical Decision Making, 19:* 315-323

Shojania K.G., Burton E.C., McDonald K.M., Goldman L. (2004) Changes in rates of autopsy-detected diagnostic errors over time: A systematic review. *Journal of the America Medical Association, 289:* 2849-2856

Simon H.A. (1955) A behavioral model of rational choiche. *Quarterly Journal of Economics, 69:* 99-118

Slovic P., Fischhoff B., Lichtenstein S. (1980) Facts and fears: Understanding perceived risk. In R.C. Schwing e W.A. Albers (Eds.) *Societal risk assessment: How safe is safe enough?* New York: Plenum Press

Smedslund J. (1963) The concept of correlation in adults. *Scandinavian Journal of Psychology, 4:* 153-158

Spradley J.P. (1980) *Partecipant observation.* New York: Rinehart & Winston

Tajfel H., Wilkes A.L. (1963) Classification and quantitative judgement. *British Journal of Psychology, 54:* 101-104

ten Have P. (1991) Talk and institution: A reconsideration of the "asymmetry" of doctor-patient interaction. In D. Boden e D.H. Zimmerman, *Talk and social structure.* Cambridge: Polity Press

Todd A. (1983) The prescription of contraceptions: Negotiations between doctors and patients. *Discorse Processes, 7, 2:*171-200 (trad. it. Negoziazioni tra medici e pazienti nella prescrizione di contraccettivi, in C. Cacciari, F. Pizzini, *La donna paziente.* Milano: Unicopli, 1985)

Todd P.M., Gigerenzer G. (2003) Bounding rationality to the world. *Journal of Economic Psychology, 24:* 143-165

Tversky A., Kahneman D. (1974) Judgement under uncertainty: Heuristics and biases. *Science, 185:* 1124-1131

Tversky A., Kahneman D. (1980) Causal schemas in judgments under uncertainty. In M. Fishbein (Ed.) *Progress in social psychology.* Hillsdale (NJ): Erlbaum

Tversky A., Kahneman D. (1981) The framing of decisions and the psychology of choice. *Science, 211:* 453-458

Tversky A., Kahneman D. (1983) Extensional versus intuitive reasoning: The conjunction fallacy in probability judgment. *Psychological Review, 90:* 293-315

Viscusi W.K., Magat W.A., Huber J. (1987) An investigation of the rationality of consumer valuations of multiple health risks. *RAND Journal of Economics, 18:* 465-469

Wason P.C. (1960) On the failure to eliminate hypotheses in a conceptual task. *Quarterly Journal of Experimental Psychology, 12:* 129-140

Wason P.C. (1966) Reasoning. In B. Foss (Ed.) *New Horizons in Psychology.* Harmondsworth: Penguin

Wason P.C., Johnson-Laird P.N. (1972) *Psychology of reasoning: Structure and content.* Cambridge (MA): Harvard University Press; trad. it. *Psicologia del ragionamento.* Firenze: Giunti-Barbèra, 1977

Weissler A.M., Miller B.I., Boudoulas H.K. (1989) The need for clarification of percent risk reduction data in clinical cardiovascular trial reports. *Journal of the American College of Cardiology, 13:* 764-766

West C. (1984) *Routine complications: Troubles in talk between doctors and patients.* Bloomington: Indiana University Press

Wilson R., Harrison B.T., Gibberd R.W., Hamilton J.D. (1999) An analysis of the causes of adverse events from the Quality in Australian Health Care study. *Medical Journal of Australia, 170:* 411-415

Wittgenstein L. (1953) *Philosophical investigations;* trad. it. *Ricerche filosofiche.* Torino: Einaudi, 1967

Wright W.F., Bower G.H. (1992) Mood effects on subjective probability assessment. *Organizational Behavior and Human Decision Processes, 52:* 276-291

Wu A.W., Folkman S., McPhee S.J., Lo B. (1991) Do hous officers learn from their mistakes? *Journal of the American Medical Association, 265*: 2089-2094

Zajonc R.B. (1968) Attitudinal effects of mere exposure. *Journal of Personality and Social Psychology Monograph, 9:* 1-28

Zeckhauser R.J. (1991) *Strategy and choice.* Cambridge (MA): MIT Press

Zimbardo P.G.. (2007) *The Lucifer effect. How good people turn evil;* trad. it. *L'effetto Lucifero. Cattivi si diventa?.* Milano: Raffaello Cortina editore, 2008

Zimbardo P.G., Banks W.G., Haney C., Jaffe D. (1973 April 8) The mind is a formidable jailer: A Pirandellian Prison. *The New York Time Magazine:* 38-60

Zimbardo P.G., Pilkonis P.A., Norwood R.M. (1974) *The silent prison of shyness.* Stanford: Stanford University

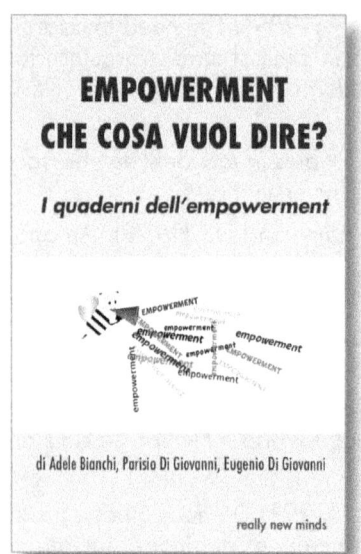

Adele Bianchi, Parisio Di Giovanni,
Eugenio Di Giovanni

Empowerment.
Che cosa vuol dire?

L'empowerment è importante e oggi se ne parla in vari ambiti, dalla sanità alle aziende, all'economia, alle disuguaglianze sociali, ai problemi mondiali di sviluppo, all'educazione, alle sfide legate ai cambiamenti del mondo di oggi. Non è semplice, però capire esattamente di che cosa si tratta. Il libro comincia col mettere a fuoco il concetto alla luce della letteratura sull'argomento, ripercorre la storia dell'idea così com'è andata affermandosi nella seconda metà del Novecento e poi si addentra nel vivo dei problemi dell'empowerment: ripensare il potere, la leadership, la persuasione, la sfida della cognizione distribuita, della gestione del rischio, del paradosso dei life skills. È il primo dei "Quaderni dell'empowerment", rivolti a manager, professionisti, operatori di servizi, educatori, medici, pazienti e a tutti noi, in vario modo alle prese col problema di decifrare la realtà in cui siamo ed essere davvero protagonisti della nostra vita.

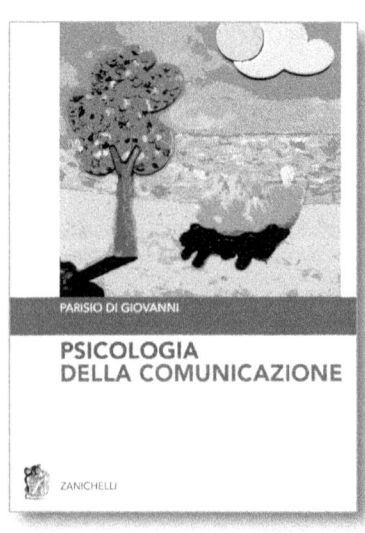

Parisio Di Giovanni

Psicologia della comunicazione

Un manuale, un classico del settore per capire la comunicazione

Fornisce le nozioni di base di psicologia e poi tratta

- *la comunicazione nel regno animale*
- *il linguaggio*
- *la comunicazione non verbale*
- *la comunicazione interpersonale*
- *persuasione e miscommunication*
- *la comunicazione attraverso i media*

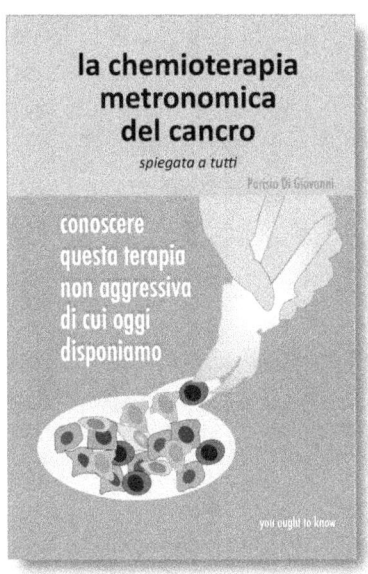

la chemioterapia
metronomica
del cancro

spiegata a tutti

Parisio Di Giovanni

conoscere
questa terapia
non aggressiva
di cui oggi
disponiamo

you ought to know

Parisio Di Giovanni

La chemioterapia metronomica del cancro

La chemioterapia metronomica è una terapia del cancro poco nota, sottoutilizzata e a volte considerata con scetticismo. Eppure in molti casi può essere estremamente utile, specie se usata con intelligenza. Una vasta ricerca clinica ne documenta l'efficacia. Solo che la gran parte di questi studi sono stati fatti senza chiamare questa terapia col nome di metronomica, per cui in genere se ne ignora l'esistenza.

La metronomica è in linea con ciò che la ricerca attuale dice circa la natura del cancro. Questo non è, come molti ancora credono, un insieme di cellule impazzite che si possono uccidere sparando proiettili magici. Purtroppo è ben altro e richiede di fare una rivoluzione copernicana e trovare modi diversi di impostare i trattamenti, basati su una nuova filosofia della cura. La metronomica tratta il cancro per ciò che realmente è ed è un esempio di terapia in linea con la nuova filosofia della cura.

Ha il pregio di essere anche una terapia poco costosa e poco tossica. Sono due cose importanti in questa fase della storia dell'oncologia, in cui si affacciano interrogativi su certi risvolti delle cure che forse in passato abbiamo sottovalutato. C'è molta strada da fare per mettere a punto e imparare a usare al meglio questo tipo di terapia. È un peccato però non conoscerla, trascurarla e non tenerla presente quando affrontiamo la difficile sfida del cancro. Il libro introduce alla conoscenza della metronomica, illustrando passo dopo passo idee di fondo, meccanismi, esperienze cliniche, problemi e passando in rassegna oltre trecento lavori scientifici.

Scritto da un medico abituato alla ricerca, alla formazione e alla divulgazione, il testo è specialistico, ma può essere letto da tutti.

visita il sito <curare il cancro intelligentemente>

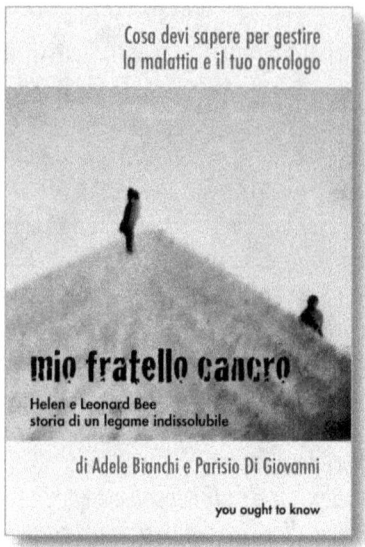

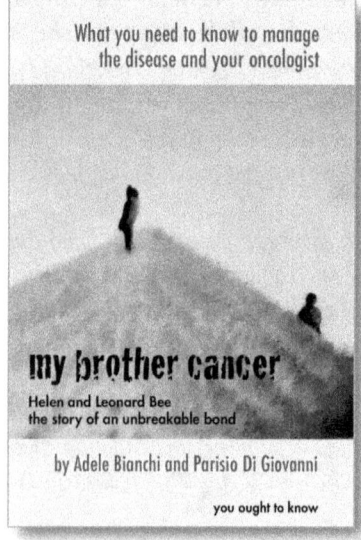

Adele Bianchi e Parisio Di Giovanni
Mio fratello cancro

La cura del cancro sta cambiando, sia perché i progressi della ricerca ci fanno capire meglio com'è realmente questa malattia, sia perché il mondo di oggi richiede un approccio diverso. Curare il cancro non è semplicemente un problema tecnico, per cui non basta mettersi in buone mani o trovare il rimedio giusto. Il modo in cui pensiamo, comunichiamo, ci rapportiamo agli altri è decisivo. Spesso si pensa che occuparsi degli aspetti psicologici e sociali è solo di supporto. Invece è determinante per i risultati che otteniamo. Gli autori raccontano la storia incredibile di Helen e Leonard Bee, una storia vera che fa capire quanto contino certe cose spesso trascurate.

visita il sito <curare il cancro intelligentemente>

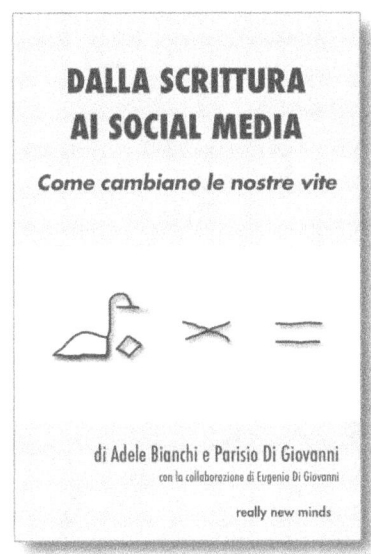

Adele Bianchi e Parisio Di Giovanni
con la collaborazione di
Eugenio Di Giovanni

Dalla scrittura ai social media
Come cambiano le nostre vite

Le nostre vite stanno cambiando, rapidamente e forse più di quanto ce ne rendiamo conto. Le novità che stanno ridisegnando il mondo e le nostre vite sono molte e lo sviluppo dei media è una delle più importanti.
Che cosa sta accadendo? Come si profila il futuro? La nostra vita privata? I rapporti con gli altri? La nostra conoscenza delle cose? Le nostre abilità mentali? La politica? L'istruzione? La sanità? Il lavoro e la vita nelle organizzazioni produttive?
Il libro ripercorre il progressivo sviluppo dei media dalla nascita della scrittura alle più recenti esplosioni tecnologiche per arrivare ad analizzare trasformazioni che stanno cambiando le nostre vite. Va oltre le visioni ideologiche, pessimistiche o utopiche, e pragmaticamente cerca di cogliere la realtà com'è e suggerisce vie per sfruttare al meglio le opportunità che abbiamo davanti.

Really New Minds

Really New Minds è uno spin-off universitario. Prende le mosse dalla ricerca sulle nuove esigenze formative e organizzative legate alle sfide che i cambiamenti del mondo di oggi portano con sé. Sulla base di queste ricerche mira a sviluppare applicazioni di vario tipo e in vari campi, dall'uso dei media e delle nuove tecnologie alla gestione aziendale, all'istruzione, alla formazione degli adulti, alla sanità.

www.ingramcontent.com/pod-product-compliance
Lightning Source LLC
Chambersburg PA
CBHW070320190526
45169CB00005B/1681